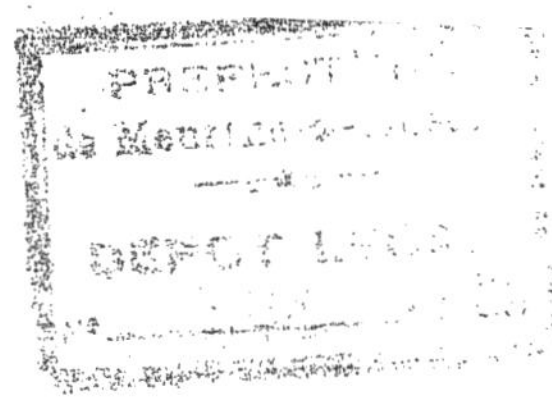

DU TRAITEMENT des PYÉLONÉPHRITES par les LAVAGES DU BASSINET

PAR

le Docteur Edgard SOUFFRAIN

Ancien Externe des Hôpitaux

Officier d'Académie

Chevalier du Mérite Royal du Cambodge

Président de la Société Générale des Etudiants

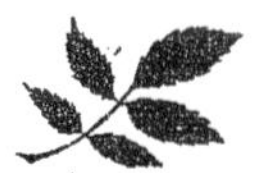

NANCY

IMPRIMERIE ALBERT BARBIER

4, QUAI CHOISEUL, 4

1906

DU

TRAITEMENT

des

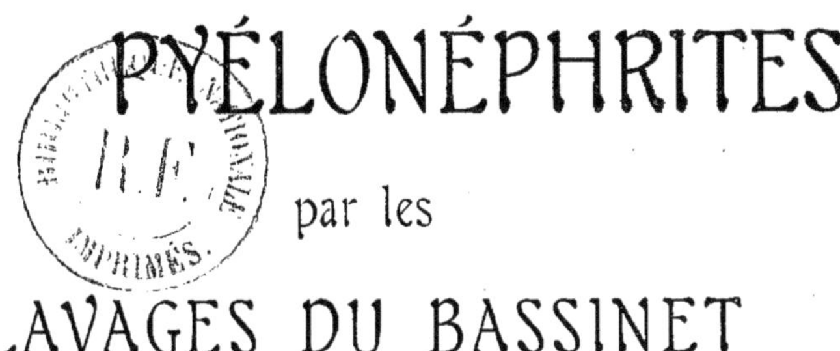

PYÉLONÉPHRITES

par les

LAVAGES DU BASSINET

PAR

le Docteur Edgard SOUFFRAIN

Ancien Externe des Hôpitaux

Officier d'Académie

Chevalier du Mérite Royal du Cambodge

Président de la Société Générale des Etudiants

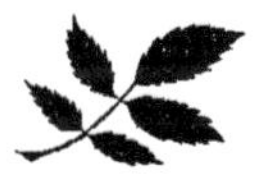

NANCY

IMPRIMERIE ALBERT BARBIER

4, QUAI CHOISEUL, 4

—

1906

FACULTÉ DE MÉDECINE DE L'UNIVERSITÉ DE NANCY

Doyen : M. GROSS ✻, I ✪.
Assesseur : M. BERNHEIM, ✻, I ✪.
Professeurs honoraires : MM. HERRGOTT ✻, I ✪, BEAUNIS ✻, I ✪

Clinique médicale	M. BERNHEIM ✻, I ✪ professeur.
Clinique chirurgicale	M. GROSS ✻, I ✪, professeur.
Physique médicale..................	M. CHARPENTIER, ✻, I ✪, professeur.
Médecine opératoire................	M. CHRÉTIEN, I ✪, professeur.
Clinique chirurgicale	M. WEISS, ✻, I ✪, professeur.
Chimie médicale et toxicologie......	M. GARNIER, I ✪, professeur.
Clinique médicale	M. SPILLMANN, I ✪, professeur.
Clinique obstétricale et Accouchements............................	M. A. HERRGOTT, I ✪, professeur.
Hygiène	M. MACÉ, I ✪, professeur.
Thérapeutique et Matière médicale.	M. SCHMITT, I ✪, professeur.
Anatomie descriptive...............	M. NICOLAS, I ✪, professeur.
Physiologie	M. MEYER, I ✪, professeur.
Pathologie gén. et Pathologie interne.	M. SIMON, I ✪, professeur.
Histologie...........................	M. PRENANT, I ✪, professeur.
Histoire naturelle médicale	M. VUILLEMIN, I ✪, professeur.
Clinique ophtalmologique	M. ROHMER, I ✪, professeur.
Médecine légale	M. PARISOT, I ✪, professeur.
Clinique des maladies des enfants...	M. HAUSHALTER, I ✪, professeur.

Cours complémentaires

Clinique des maladies des vieillards.	M. ETIENNE, I, ✪ agr. lib. ch. du cours
Clinique des maladies syphilitiques et cutanées	M. FÉVRIER, ✻, I ✪, agr. lib. ch. du cours
Accouchements.....................	M. SCHUHL, I ✪, agr. lib. ch. du cours
Pathologie externe	M. VAUTRIN, I ✪, agr. lib. ch. du cours
Fondation de l'Université — Clinique d'orthopédie..	M. FRŒLICH, I ✪, agrégé libre.
Fondation de l'Université — Clinique d'électrothérapie	M. GUILLOZ, I ✪, professeur adjoint.
Fondation de l'Université — Clinique d'oto-rhino-laryngologie...........	M. JACQUES, A ✪, agrégé libre.
Fondation de l'Université — Clinique des voies urinaires	M. ANDRÉ, A ✪, agrégé.
Clinique des maladies mentales.....	M. PARIS, A ✪ chargé du cours.
Anatomie pathologique	M. HOCHE, A ✪, agr., chargé du cours.

Agrégés en exercice

MM.	MM. L. SPILLMANN.	MM. G. GROSS, A ✪.
LAMBERT, A ✪.	MICHEL, A ✪.	FRUHINSHOLZ.
ANDRÉ, A ✪.	HOCHE, A ✪.	WEBER, A ✪.
BOUIN, A ✪.	RICHON.	

Agrégés libres : MM. SCHLAGDENHAUFFEN, ✻, I ✪, VAUTRIN, I ✪, REMY, A ✪, FÉVRIER, ✻, I ✪, ETIENNE, I ✪
ZILGIEN, A ✪, FRŒLICH, I ✪, SCHUHL, I ✪, JACQUES, A ✪.

M. F. LAMBERT DES CILLEULS, ✻ I ✪, Secrétaire.

La Faculté a arrêté que les opinions émises dans les dissertations qui lui sont présentées doivent être considérées comme propres à leurs auteurs, et qu'elle entend ni les approuver ni les improuver.

A LA MÉMOIRE DE MA SŒUR

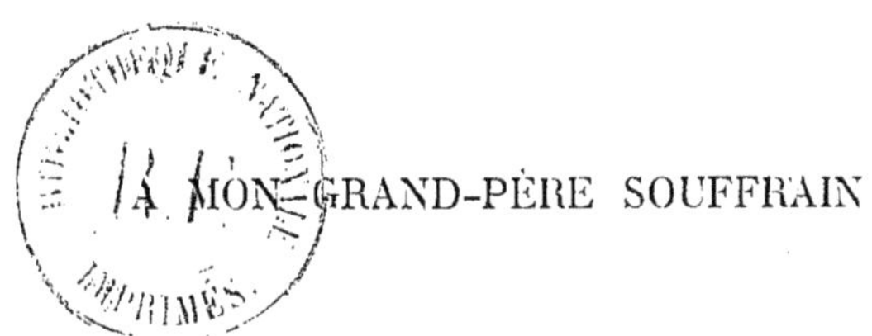

A MON GRAND-PÈRE SOUFFRAIN

A MON PÈRE ET A MA MERE

Témoignage de reconnaissance et d'affection

A TOUS MES CAMARADES

DE LA SOCIÉTÉ GÉNÉRALE DES ÉTUDIANTS

Affectueux souvenir

A MON PRÉSIDENT DE THÈSE

MONSIEUR LE PROFESSEUR WEISS

PROFESSEUR DE CLINIQUE CHIRURGICALE

CHEVALIER DE LA LÉGION D'HONNEUR

A MONSIEUR LE PROFESSEUR AGRÉGÉ ANDRÉ

CHARGÉ DE LA CLINIQUE DES VOIES URINAIRES

AVANT-PROPOS

Pendant l'année que nous avons eu l'honneur de passer comme externe à la clinique de M. le Professeur agrégé André, nous avons vu plusieurs fois pratiquer dans des cas de pyélonéphrites le cathétérisme des uretères suivi du lavage du bassinet au nitrate d'argent.

Depuis que nous avons quitté le service des voies urinaires, notre maître a eu maintes fois l'occasion d'avoir de nouveau recours à ce moyen de traitement. A ce propos M. le Professeur agrégé André a eu l'obligeance de nous communiquer d'intéressantes observations et même un travail personnel qui nous a facilité notre tâche. Nous n'oublierons jamais l'affectueuse bienveillance qu'il a eue à notre égard ni ses savantes causeries qui nous ont toujours particulièrement intéressé pendant trois années consécutives. Qu'il soit assuré de notre reconnaissance.

Nous avons eu l'honneur d'être l'externe de M. le Professeur Weiss et c'est à lui que nous sommes redevable de notre éducation chirurgicale. Nous ne saurions oublier les marques d'intérêt qu'il a toujours eues pour nous et qu'il nous manifeste encore aujourd'hui en voulant bien accepter la présidence de notre thèse.

M. le Professeur ROHMER dont nous avons été également l'externe, a été pour nous un maître dévoué et nous nous rappellerons toujours avec plaisir les heures passées dans son service.

Nous garderons toujours un excellent souvenir de la grande amabilité et du sympathique intérêt que nous a témoignés en nous rendant si intéressante l'étude de la médecine légale, M. le Professeur Pierre PARISOT.

Nous devons un merci particulier à M. le Professeur agrégé FRUHINSHOLZ dont nous avons fait la connaissance à la Société générale des Etudiants et dont l'affectueuse bienveillance à notre égard ne s'est jamais démentie.

Dans un même sentiment de reconnaissance et de remerciements nous comprendrons M. le Professeur GROSS, doyen de la Faculé de Médecine; M. le Professeur SCHMITT, et M. le Professeur SPILLMANN qui, au cours de plusieurs maladies, nous ont si aimablement prodigué leurs bons soins.

Nous n'oublierons pas non plus tous nos camarades de la Société générale des Étudiants dont nous avons l'honneur d'être depuis deux ans le président. Nous y avons contracté des amitiés solides qui dureront toujours. C'est avec regret que nous quittons forcément le cercle où nous avons passé de si agréables moments; le cercle où règne toujours une si franche camaraderie et pour lequel nous formons les meilleurs vœux de prospérité.

CHAPITRE I

HISTORIQUE

Quoique le traitement des pyélonéphrites par les lavages du bassinet ne soit pas à vrai dire chose nouvelle, son application efficace ne remonte guère qu'à une dizaine d'années et encore cette méthode n'est-elle entrée dans la pratique courante de certains urologistes que dans ces derniers temps grâce au cathétérisme cystoscopique des uretères.

Dès 1888, Bozemann pratiquait le lavage du rein par l'uretère. Mais le procédé opératoire préconisé par ce dernier qui exigeait une taille vésico vaginale préalable n'a pas donné de résultats suffisamment démonstratifs et ne fut pas accepté par les chirurgiens.

En 1895, Casper et Kelly tout en défendant leur méthode ont démontré qu'il y avait tout intérêt à user du cathétérisme des uretères qui est tout à la fois un procédé de choix et un procédé inoffensif. La vessie étant bien lavée, on n'a pas à craindre même en cas de cystite l'inoculation de l'uretère, malgré la traversée nécessaire de la vessie infectée.

Plus récemment au Congrés d'urologie de Paris (séance du 22 octobre 1898) le cathétérisme des uretères a fait l'objet de différentes communications de la part de PASTEAU, de REYNÈS (de Marseille), de HOGGE (de Liège), de DESNOS.

A la Société de Médecine de Berlin, en novembre et décembre de 1898, le cathétérisme des uretères considéré tant comme moyen de diagnostic que comme procédé de traitement de diverses affections rénales et urétérales a provoqué une intéressante discussion entre CASPER, ISRAEL, KUSTNER, TH. LAUDAU, POSNER, RICHTER, WOSSILDO.

C'est également en 1898, à la troisième session de l'Association française d'urologie, tenue à Paris, que J. ALBARRAN publia sept observations prises par lui dans le service de son maître M. le Professeur GUYON et portant sur des pyélonéphrites sans rétention rénale ou avec petite rétention. A cette même session DESNOS (de Paris) fit aussi une communication intéressante sur certains accidents consécutifs au cathétérisme des uretères.

Enfin en 1904 RAFIN publia deux observations concernant le cathétérisme urétéral thérapeutique dans les pyélites simples, l'une à la huitième session de l'Association française d'urologie, l'autre dans les annales des organes génito-urinaires.

CHAPITRE II

DÉFINITION

Avant d'aborder la technique opératoire des lavages du bassinet dans les cas de pyélites et pyélonéphrites : il nous paraît indispensable de donner une définition exacte de ces termes que nous emploierons si souvent au cours de ce travail (pyélite, pyélonéphrite, pyonéphrose) et de dire quelques mots de la pathologie, l'étiologie et la symptomatologie de ces affections.

La pyélite est l'inflammation de la muqueuse des calices et du bassinet ; quand elle s'associe à l'inflammation de l'uretère, elle constitue l'urétéro pyélite ; si l'inflammation gagne le parenchyme rénal, il y a par ce fait néphrite concomittante ; ainsi se trouve constituée la pyélonéphrite. C'est la pyélite simple ou l'urétéro pyélite que vise surtout notre traitement par les lavages du bassinet au nitrate d'argent.

Il est du reste le traitement logique de ces affections. Nous savons en effet combien sont efficaces les lavages et les instillations au nitrate d'argent dans les cystites. Il y avait donc lieu de penser que pour le bassinet qui est en somme une petite vessie et dont la physiologie pathologique ressemble beaucoup à celle de la vessie, un semblable traitement devait donner de bons résultats. C'est ce qui s'est du reste vérifié. Malheureusement, un diagnostic précoce ne nous permet pas d'instituer immédiatement notre traitement.

Les malades en effet ne viennent nous consulter que, lorsque avertis par certains phénomènes, l'inflammation a déjà gagné le parenchyme rénal, la pyélite ayant fait place à la pyélonéphrite. Institué au début de ces pyélonéphrites, notre traitement, quoique plus long, donne cependant d'heureux résultats et constitue encore le traitement de choix. Enfin, quand un élément nouveau, la rétention, vient se joindre à l'infection, la pyélonéphrite, complication déjà de la pyélite, passe à un troisième stade, la pyonéphrose. Dans ce dernier cas surtout, lorsque la rétention rénale est considérable, notre traitement resterait trop souvent inefficace, l'instituer serait souvent une faute et il doit faire place à une intervention plus active sur laquelle nous reviendrons dans un chapitre suivant.

CHAPITRE III

PATHOGÉNIE. — ÉTIOLOGIE

La pyélonéphrite est le fait d'une infection. Les micro organismes arrivent au bassinet, aux calices et au parenchyme rénal par deux voies principales : 1° par la voie ascendante c'est-à-dire remontant de la vessie vers les reins par l'intermédiaire de l'uretère; 2° par la voie descendante ou hématogène c'est-à-dire abordant le rein, par l'intermédiaire de la circulation sanguine. Les pyélonéphrites sont primitives ou secondaires. Dans notre thèse, nous ne nous occuperons que des pyélonéphrites secondaires, qui sont celles que nous rencontrons habituellement et qui sont de nature ascendante. Leur agent microbien ordinaire est le colibacille; il s'y rencontre soit à l'état de pureté, soit associé à d'autres organismes : streptocoques, staphylocoques, proteus de Hauser, etc....

Cette variété qui du reste est de beaucoup la plus fréquente reconnaît pour cause : α) les maladies de la vessie et de l'uretère ; β) les affections de l'appareil génital ; γ) les lésions des viscères pelviens.

1° Au premier rang des maladies de la vessie se placent d'abord les cystites, particulièrement les cystites chroniques, généralisées, douloureuses et en premier lieu celles qui ont pour origine la blennorrhagie (HALLÉ). Les calculs vésicaux, les rétrécissements de l'urètre en deviennent rarement le point de départ, car dans ces deux cas, l'hypertrophie de la tunique musculaire de la vessie, en assurant l'évacuation totale de l'urine, prévient l'infection des parties supérieures de l'arbre urinaire. Par contre, dans l'hypertrophie de la prostate, la stase de l'urine dans le bas-fond, son altération permettent un accès facile des uretères aux microbes pathogènes, dont l'action est d'autant plus certaine que le terrain est tout préparé pour leur pullulation du fait de l'artério sclérose fréquente dans cette affection.

2° Les urétéro pyélites, de cause génitale, sur lesquelles CHAMBERLAIN en Amérique a attiré l'attention, se rencontre presque exclusivement chez la jeunesse et N. HALLÉ n'en rapporte que deux cas chez l'homme consécutifs, à un cancer de la prostate. Elles s'expliquent par les connexions étroites que l'uretère dans sa portion convergente, contracte avec le ligament large, le col utérin, le cul-de-sac du vagin et les vaisseaux veineux et lymphatiques efférents de l'utérus.

En dehors des infections d'origine puerpérale, toutes les suppurations des annexes et de l'utérus lui-même, phlegmon du ligament large, pelvi péritonite, salpingite, hématocèle, métrites, peuvent retentir sur l'uretère. Il en est de même des dégénérescences diverses de l'utérus : cancer, tuberculose, corps fibreux (CARON, FÉRÉ, POZZI).

3° Chez l'homme, la rectite, les adénites pelviennes peuvent aussi déterminer l'urétéro pyélite (LE DENTU).

CHAPITRE IV

SYMPTOMATOLOGIE

Pyurie, douleurs, tuméfaction rénale, tels sont les trois symptômes locaux par lesquels se manifeste la pyélonéphrite.

1° *Pyurie*. — La pyurie est le plus constant. Ces malades sont des « pisseurs de pus ». Tantôt la pyurie apparaît insidieusement, sans fièvre ni douleurs, comme c'est le cas d'une pyélite calculeuse, s'installant chez un sujet qui depuis longtemps présente des coliques néphrétiques, des hématuries et des douleurs lombaires, symptômes de calculs enclavés. Tantôt, comme c'est le type de la pyélonéphrite des vieux urinaires, le malade est un rétréci, un prostatique rétentionniste, qui se sonde sans précautions. Peu à peu les urines se sont troublées, ou bien brusquement un cathétérisme malpropre a été le point de départ des accidents.

La quantité des urines pyélitiques, rendues en vingt-quatre heures, est supérieur à la normale : le malade émet deux à quatre litres d'urine blanchâtre, lactescente, qui se clarifie complètement, la matière purulente gagnant peu à peu le fond du vase mais ne se déposant jamais dans sa totalité.

Donc il y a, à la fois augmentation de la quantité et purulence de l'urine, ce double caractère est défini par le mot de polyurie trouble de GUYON et il est le propre des urines purulentes rénales. — L'urine pyélitique est presque toujours alcaline ; elle contient de l'albumine en proportion plus considérable que ne le comporte la quantité de pus qu'elle renferme. Le dépôt, souvent gluant, visqueux ou même transformé par la fermentation ammoniacale en une masse gélatiniforme filante, consiste en flocons purulents ; formés d'une agglomération de leucocytes et contient quelquefois des plaques d'épithélium imbriqué provenant de la muqueuse du bassinet.

Cette pyurie n'est point toujours égale et certains jours, la quantité du pus diminue dans les urines, ou même la pyurie peut être franchement intermittente, il se produit alors une rétention purulente dans le rein, elle se traduit par une aggravation subite des symptômes fébriles et septiques, coïncidant avec l'amélioration apparente des urines.

2° *Douleurs.* — Il faut distinguer : la douleur spontanée, la douleur provoquée à la pression. — La douleur spontanée manque souvent dans le début des infections pyélorénales ; dans les cas sans rétention, elle répond à des poussées congestives ou inflammatoires. Elle prend au contraire une grande importance dans les cas de pyurie avec rétention ; elle apparaît par véritables crises, avec la rétention passagère ; elle disparaît avec l'évacuation du pus rénal. — La sensibilité rénale à la pression est un signe plus constant : c'est à la région lombaire, à la région antéro-latérale de l'abdomen, qu'on la réveillera par la pression du rein, au-dessous du rebord des fausses côtes. — Dans la pyélonéphrite calculeuse, la douleur rénale est plus fréquente et plus vive que dans les infections pyélorénales ascendantes des vieux urinaires.

3° *Tuméfaction.* — Dans les pyélonéphrites sans grande rétention, le rein est gros, mais sa tuméfaction n'est appréciable que par une attentive exploration. On place une main à la région lombaire, en poussant la pointe des doigts vers l'angle des côtes et de la masse sacro-lombaire ; on applique l'autre main en avant, les doigts s'enfonçant en dessous du rebord costal, et par de petites secousses répétées de la main lombaire, on projette le rein vers la main abdominale.

Quand il y a rétention et pyonéphrose, la tumeur est mieux accessible à la palpation. Lorsqu'il s'agit d'une poche pyélorénale, volumineuse, les deux mains combinées, embrassant toute l'épaisseur du flanc, la font nettement ballotter comme une tumeur lombo abdominale, à surface régulière, de consistance ferme, descendant parfois jusqu'à la fosse iliaque. — A la palpation rénale se rattache la palpation urétérale ; on peut sentir parfois l'uretère sous la forme d'un cordon bosselé et noueux prolongeant en bas la tumeur rénale, descendant jusqu'au détroit supérieur du bassin où on le perd.

4° *Symptômes généraux.* — Tant que le pus de la pyélonéphrite se draîne au dehors par l'uretère perméable, la rétention des microbes et des toxines ne se produit point et les malades peuvent rester dans un état d'équilibre fragile, mais durable.

Les troubles des fonctions digestives tiennent le premier rang : c'est souvent pour une dyspepsie que les vieux urinaires viennent nous consulter ; ils se plaignent d'inappétence, de répugnance pour la viande, d'une soif vive. Les malades perdent leurs forces, leur peau est souvent terreuse et sèche. — Vienne une rétention brusque du pus dans le rein : les urines, qui étaient troubles et purulentes, se clarifient et deviennent moins abondantes ; aussitôt apparaissent des phénomènes infectieux et toxiques qui sont dus à la rétention en cavité close. Le rein devient douloureux ; la tumeur rénale grossit, se tend, et fait saillie en avant ; la fièvre s'allume sous de véritables accès intermittents avec transpirations profuses. Les troubles digestifs apparaissent ou s'aggravent. Si la perméabilité de l'uretère se rétablit, il se fait une abondante décharge de pus mêlé de mucus; après cette débâcle, l'affection reprend son cours chronique jusqu'à nouvelle obstruction.

La marche et l'issue de la pyélonéphrite varient suivant l'affection causale suivant l'unilatéralité ou l'atteinte simultanée des deux reins, suivant l'âge du malade et du traitement.

L'élément prépondérant du pronostic est fourni par la bilatéralité. La pyélonéphrite double tue la plupart des vieux urinaires. Au contraire une urétéro pyélite chez un jeune sujet est une forme très curable et rapidement sinon guérie, en tous cas très améliorée par les lavages du bassinet au nitrate d'argent, dont nous allons décrire la technique opératoire dans le chapitre suivant.

CHAPITRE V

CYSTOSCOPIE

Aux cystoscopes à lumière externe, Nitze a substitué les cystoscopes à lumière interne d'un emploi beaucoup plus général. Son ingénieux instrument primitif a été modifié de bien des manières, soit par lui, soit par d'autres, tels que Brenner, Leiter, Fenwich, Gueterbock, Boisseau du Rocher, Albarran, mais son principe est demeuré.

Les lavages que nous avons vu faire par notre maître furent pratiqués au moyen des cystoscopes d'Albarran et de Nitze.

Nous nous dispenserons de décrire les diverses pièces de cet instrument et de ses similaires aujourd'hui très nombreux et très connus.

CHAPITRE VI

TECHNIQUE

Après s'être assuré du calibre de l'urètre et l'avoir désinfecté, le chirurgien vide la vessie, la lave et la dilate modérément à l'aide d'une injection de 150 à 200 grammes de solution boriquée.

Une injection préalable de 10 à 20 grammes d'une solution de cocaïne à 1/2 p. 100 et mieux une instillation de 40 à 60 gouttes d'une solution à 3 p. 100 (Albarran) est parfois nécessaire, si le viscère est très sensible. L'antipyrine à 4 p. 100 peut également rendre des services et en raison du faible degré de toxicité de ce médicament, on peut se servir de cette solution pour analgésier et dilater tout à la fois la vessie (Pousson). La combinaison d'un lavement à l'antipyrine (1 à 2 gr. p. 100) à l'injection de la solution à 4 p. 100 dans la vessie rendra le calme encore plus grand. Enfin chez certains malades l'anesthésie générale peut devenir indispensable.

Pour assurer la transparence du milieu vésical dans les vessies saignantes, FRISCH et BARTRINA recommandent de faire une injection intravésicale de 100 à 150 grammes d'une solution d'adrénaline (extrait des capsules surrénales) au 10.000^{e}, qu'on laisse en place pendant trois à quatre minutes et qu'on remplace ensuite par l'eau boriquée.

Toutes précautions prises le malade est placé en travers de son lit ou sur une table appropriée dans la position gynécologique, puis le cystoscope bien graissé avec de la glycérine de préférence à l'huile, est introduit à la manière des sondes en métal coudées, doucement, méthodiquement, sans faire saigner le canal, son extrémité étant au centre du liquide l'observateur établit le courant et place son œil à l'oculaire.

Pour interpréter à leur juste valeur les images fournies par le cystoscope, il faut se rappeler qu'elles sont renversées et que leurs dimensions et leur configuration varient avec la position de l'instrument. De plus, afin de ne laisser échapper à l'examen aucune partie de la vessie, il faut en éclairer méthodiquement les différentes régions. Nous noterons leurs divers aspects, en nous inspirant de la description qu'en a donnée ALBARRAN.

Aspect de la vessie saine. — *a*) Examen du col : La lampe étant au milieu de la vessie, dans un champ clair, lumineux, de couleur jaune orangé, on la retire lentement de manière à amener le prisme au contact de la muqueuse du col. On voit alors se dessiner à la partie inférieure un croissant rouge sombre à bord plus clair, placé du côté opposé au bec de l'instrument, et d'autant plus étendu qu'une plus grande partie du prisme est cachée par la muqueuse. Son bord est le plus souvent régulier et uni, mais assez souvent il est irrégulier et hérissé de saillies « demi-transparentes d'apparence myxomateuse ».

b) Examen du trigone : Pour examiner cette région, il faut mettre l'instrument le bec en bas et l'enfoncer d'avant en arrière tout en lui imprimant de petits mouvements de rotation. On voit ainsi successivement d'abord le trigone lisse, uni, plus pâle que le reste de la muqueuse vésicale; puis « chez certains sujets, un léger relief transversal lumineux, qui représente le muscle interurétéral, et au delà une partie plus sombre, qui constitue le bas-fond ».

c) Examen des orifices urétéraux : Il est rare qu'en examinant le trigone on n'aperçoive pas les orifices des uretères. Si on ne les rencontre pas dans cette manœuvre, voici de quelle manière Albarran conseille d'aller à leur recherche. Le bec du cystoscope tourné en bas est placé de manière à regarder la cuisse du malade du côté à explorer, puis il est attiré jusqu'à ce qu'on aperçoive le croissant du col, on voit alors en raccourci le trigone et souvent à l'extrémité du cône lumineux, dont la base est au col, l'orifice urétéral. Si on ne le découvre pas, on enfonce l'instrument à 2 centimètres et demi du col et par de petits mouvements, tantôt à droite, tantôt à gauche en approchant et en éloignant le prisme de la paroi vésicale on finit par le rencontrer. L'orifice urétéral se présente sous des aspects variables. Simple petite dépression, petite fente de couleur rosée à fleur de muqueuse ou au sommet d'une petite saillie. Le jet intermittent de l'urine chassé par l'uretère aide à sa reconnaissance.

d) Examen du corps de la vessie : Pour y procéder, on retourne le bec du cystoscope en haut, puis on le porte au fond de la vessie, abaissant alors son manche entre les cuisses du malade en même temps qu'on l'amène à soi, on examine successivement par secteur les parois latérales et la paroi supérieure de la vessie. La muqueuse vésicale à leur niveau est d'une coloration jaune orangée, rarement franchement rosée, sur le jour de laquelle se dessinent des arborisations vasculaires d'une grande finesse.

CHAPITRE VII

MÉTHODE DE CATHÉTÉRISME DE L'URETÈRE A LA LUMIÈRE CYSTOSCOPIQUE

Les sondes dont on se sert pour cathétériser l'uretère, sont en gomme comme les sondes urétrales, mais leur diamètre ne dépasse pas le n° 8 de la filière Charrière et leur longueur doit atteindre 70 centimètres pour l'homme et 50 centimètres pour la femme.

Leur extrémité urétérale est olivaire, cylindrique ou à bout coupé. Ces dernières peuvent être introduites à l'aide d'un mandrin, par la manœuvre servant à l'introduction de la sonde dans l'urétrotomie interne. Leur calibre peut être alors plus considérable, les nos 10 et 12 de la filière Charrière (ALBARRAN).

Pour permettre un lavage efficace il est préférable de se servir d'une sonde d'un calibre suffisant (nos 7 ou 8).

Les sondes à bout olivaire passent plus facilement

surtout dans les cas de rétrécissement de l'uretère, ce qui n'est pas chose rare. Ainsi dans notre observation XVII il y avait un rétrécissement de l'uretère à cinq ou six centimètres de la vessie et seules les sondes à bout olivaire arrivaient à le franchir, celles à bout rond butaient et ne passaient pas.

Le cystoscope étant, dans la cavité vésicale, on lui fait subir un mouvement de rotation sur son axe, de manière à incliner le bec d'environ 30° et on allume la lampe en poussant la manette. Si on ne voit pas d'emblée la fente urétérale, on fait tourner le bec du cystoscope à droite et à gauche et on le retire ou on l'enfonce jusqu'à ce qu'elle apparaisse. Celle-ci étant bien visible dans le champ lumineux, l'onglet est abaissé et la sonde poussée jusqu'à ce que son extrémité se montre. On tourne alors lentement, en maintenant le cystoscope bien immobile, la roue actionne l'onglet et on surveille le relèvement de la sonde et sa progression vers le méat urétéral. De très légers mouvements appropriés rectifient sa direction et la font pointer dans l'orifice visé.

Lorsque la sonde a franchi l'orifice de l'uretère, on la pousse toujours très lentement, en surveillant attentivement, le segment intravésical éclairé par la lumière du cystoscope. Ce segment ne doit pas se dévier de sa direction, ni se ployer. Si l'un ou l'autre de ces phénomènes se produisent, c'est que l'instrument a été déplacé, ou qu'un obstacle intra-urétéral arrête sa progression. Il faut alors rectifier la position de l'instrument, ou retirer un peu la sonde et la pousser de nouveau de manière à surmonter s'il est possible l'obstacle, précaution très importante, il convient de porter aussi loin que l'on désire la sonde dans l'uretère avant de sortir le cystoscope ; car le soutien que lui fournit le canal ménagé pour la recevoir l'empêche de se ployer, et si on voulait la faire progresser une fois le cystoscope retiré, on risquerait de la faire se couder dans la vessie (Albarran).

La sonde étant parvenue au point où l'on veut la laisser dans l'uretère, l'onglet étant abaissé et la lampe éteinte, on retire le cystoscope en soutenant et en refoulant un peu la sonde jusqu'à ce que le bec affleure le méat. Il suffit alors de saisir la sonde au niveau de l'orifice de sortie de son canal pour la dégager complètement du cystoscope.

La sonde une fois introduite dans le bassinet, on constate de suite s'il y a ou non rétention rénale. Si le rein se vide bien et que le bassinet ne soit pas distendu, il ne s'écoulera que quelques gouttes d'urine, trouble en cas de pyélite, et l'écoulement se continuera par intermittences suivant le rythme normal de l'éjaculation urétérale.

Si au contraire le bassinet est distendu et qu'il y ait de la rétention rénale on verra s'écouler soit par gouttes pressées soit même par jet continu suivant le calibre de la sonde, une quantité de 50 à 80 grammes.

Pour faire le lavage on se basera sur la capacité du bassinet tout comme pour le lavage de la vessie on se base sur la capacité de celle-ci, c'est-à-dire que si le bassinet n'est pas distendu et a sa capacité normale d'environ 4 à 5 grammes on devra, afin de ne pas le mettre en tension, n'introduire à la fois que 2 à

3 grammes de liquide avec une petite seringue à instillation. Si au contraire par exemple le bassinet distendu contient une notable quantité d'urine (60 à 80 grammes) on pourra chaque fois y pousser de 40 à 50 grammes de liquide. On devra donc ici, comme on le fait ailleurs pour la vessie, mesurer la capacité du bassinet et n'introduire d'un seul coup qu'une quantité toujours inférieure à cette capacité, afin de ne pas provoquer la mise en tension du bassinet enflammé, ce qui provoquerait de vives douleurs et rendrait le traitement insupportable au malade. « On doit toujours éviter d'introduire dans le bassinet une trop grande quantité de liquide à la fois, le meilleur guide est encore la sensibilité que le malade accuse lorsque la poche est remplie une première fois, on continue à laver en injectant ensuite un peu moins de liquide, s'il y a de la rétention on introduit au maximum une quantité de liquide égale à celle qui était retenue dans le bassinet » (Albarran). En prenant ces précautions le traitement n'est pas douloureux sauf la légère sensibilité que provoque toujours le passage de la sonde urétérale. Les lavages que nous avons vu pratiquer par notre maître ont été faits avec la solution de nitrate d'argent à 2 p. 1000 qui est parfaitement supportée par le rein. Actuellement M. le professeur agrégé André se sert d'une solution plus concentrée à 1 p. 100. M. Albarran se sert de solution un peu moins concentrée : « Les lavages du bassinet sont faits d'abord avec de l'eau boriquée tiède, jusqu'à ce que le liquide redevienne absolument propre, même lorsqu'on presse le rein entre les mains.

C'est alors qu'on fait le lavage avec la solution de nitrate d'argent au 1 p. 1000. Parfois je suis arrivé à la concentration 1 p. 300 sans déterminer de douleur ».

OBSERVATION I

(par M. J. ALBARRAN, de Paris)

Blondin, 29 ans, ménagère.

Début il y a 5 ou 6 ans, douleurs lombaires et phénomènes de cystite ; urines troubles avec graviers phosphatiques.

Jamais d'hématurie.

28 avril 1898. — Urètre normal.

Vessie, 200 grammes de capacité.

Rein droit, gros, mobile, régulier, tendu, non douloureux.

Rein gauche, mêmes caractères, mais douloureux.

25 juin. — Cystoscopie.

Vessie normale.

Uretère gauche se présente sous la forme d'un trou rond assez long qui se voit mal à cause du pus qui s'en échappe continuellement.

Cathétérisme uretère gauche, pas de rétention rénale (sonde 7) les urines sont très troubles et présentent l'aspect franchement purulent.

Examen du laboratoire par M. MOTZ : leucocytes, nombreux hématies, bacille Koch douteux.

22 juillet. — Cystoscopie.

Uretère gauche, orifice dont le pourtour est très vascularisé, lèvres légèrement tuméfiées, comme œdématiées, orifice légèrement agrandi.

Uretère droit, petit orifice arrondi au fond d'un petit cul-de-sac régulier.

Pas de zône de vascularisation autour.

Cathétérisme, rein gauche (sonde 7).

Examen des urines de la sonde, bacilles de Koch douteux (MOTZ).

Lavage du rein, avec de l'eau boriquée d'abord, ensuite avec du nitrate d'argent, au 1/1000, puis lavage vésical nitraté 1/1000. Les lavages boriqués et nitratés sont continués pendant 15 jours, tous les 2 jours, puis cessés.

22 août. — On reprend les lavages boriqués du rein, continués les 24, 25, 26, 27 et 29 (la dernière fois, sonde 8).

Les urines sont peu troubles, le rein n'est pas douloureux comme précédemment, ni spontanément, ni à la pression.

Il n'y a toujours pas de rétention rénale.

L'état général de la malade est très amélioré, elle a de l'appétit et digère facilement.

Le soir elle ne sent plus le malaise qu'elle ressentait le mois précédent, pas de sueurs ni de phénomènes fébriles.

La malade qui n'est jamais entrée à l'hôpital pendant tout le cours de son traitement attendait volontiers longtemps à la consultation externe quand les besoins du service l'exigeaient, elle se sentait beaucoup mieux et demandait elle-même instamment qu'on pratiquât le cathétérisme.

Revue en octobre ; elle a les urines du rein gauche encore un peu troubles mais qu'on ne peut comparer à celles qu'elle rendait précédemment, le cathétérisme du rein gauche montre qu'il n'y a pas de rétention, le rein n'est pas douloureux.

OBSERVATION II

(M. Albarran)

Pyélite légère avec 30 grammes de rétention dans un rein mobile

Burdel, caoutchoutière, 37 ans.

Rein mobile droit, néphropexie en 1896, par M. Lyot.

16 juillet 1898. — Rein droit descendu jusqu'à l'épine iliaque, douloureux, peu augmenté de volume.

24 juillet. — Cathétérisme uretère droit (sonde 7) rétention 30 grammes, urines légèrement troubles, lavage boriqué suivi de lavage au nitrate d'argent au 1/1000.

1er avril. — Cathétérisme, lavage = rétention 12 grammes, urines plus claires.

8 avril. — Cathétérisme, lavage : rétention 0, urines claires.

Dans le courant du mois d'août, hépatopexie, par M. GENOUVILLE.

Cathétérisme de l'uretère droit le 14 octobre.

On constate qu'il n'y a plus de rétention, la malade ne souffre plus. Elle est guérie.

OBSERVATION III

(M. le Dr ALBARRAN)

Pyélonéphrite, sécrétion franchement purulente sans rétention rénale

Coutry, lingère, 74 ans.

Depuis 10 ans, douleurs lombaires qui s'accentuent surtout en même temps qu'elles se localisent à gauche.

Mictions douloureuses au début.

Urines, très troubles, dépôt purulent très abondant et très épais.

6 septembre. — Cystoscopie, 150 grammes après lavage, vessie normale.

Cathétérisme uretère gauche. L'orifice urétéral est très large, il en sort des gouttes de pus qui ressemblent à des gouttes de suif tellement le pus est épais.

On ne peut, le premier jour, avoir du pus par la sonde, injection boriquée.

7 septembre. — On peut facilement faire le lavage du rein. L'eau du lavage sort très trouble : après avoir lavé à l'eau boriquée, on lave avec du nitrate d'argent 1/1000.

Depuis on a fait en dix jours cinq lavages boriqués et nitratés; l'eau du lavage est toujours trouble mais donne beaucoup moins de dépôt.

La malade souffre moins, si bien qu'elle demande à interrompre son traitement, pour se remettre à travailler, ce qu'elle ne pouvait faire depuis plusieurs mois.

Nous n'avons pas revu cette malade depuis un mois.

OBSERVATION IV

(M. le Dr Albarran)

Pyélite légère, sans rétention rénale

Voyaume, 68 ans, soignée pour rétrécissement de l'urètre, il y a 11 ans dans le service.

30 août 1898. — Envoyée de Saint-Antoine pour pyurie.

Mictions fréquentes, sans douleurs.

Urines très troubles avec fort dépôt.

Vessie = 0.

Reins ne se sentent pas au double palper, mais la malade se plaint de douleurs lombaires gauches, pas de douleurs à droite.

Cathétérisme uretère gauche, urines presque claires.

Pas de rétention.

Lavage boriqué nitraté.

Cathétérisme uretère droit. Urines franchement troubles.

Pas de rétention.

La malade se sent améliorée et ne revient pas jusqu'au 14 octobre 1898. — Cathétérisme rein droit, urines presque claires, à peine troubles.

Pas de rétention. Lavage boriqué du rein.

OBSERVATION V

(M. le Dr Albarran)

Pyélonéphrite légère avec rétention de 30 grammes dans le bassinet

Conerardi, 26 ans.

En 1897, soignée à la Clinique chirurgicale de la Charité (service de M. le professeur Tillaux), pour pyélonéphrite droite.

Rein gros, tendu, très douloureux.

Urines troubles, dépôt très abondant.

Fièvre 38°-39°.

21 mars 1898. — Vessie 240 de capacité.

Rein droit, gros, déborde les fausses côtes de trois travers de doigt, non douloureux.

Rein gauche = 0.

Urines troubles.

Etat fébrile.

1er août. — Même état du rein qui est mobile gros, sensible à la pression.

Douleurs lombaires à droite. Troubles gastriques intenses.

Pas de fièvre.

Cathétérisme uretère droit (après injection de 200 grammes dans la vessie), orifice urétérale circulaire large.

Une sonde n° 7 bout rond entre dans l'uretère et dans le bassinet qui contient 30 grammes d'urine purulente : lavage boriqué nitraté.

29 août. — Cathétérisme uretère droit (150 grammes de liquide dans la vessie), sonde n° 6 bout rond.

Rétention rénale : 15 grammes, urines louches.

Lavage boriqué et nitraté.

14 octobre. — Cathétérisme uretère droit, sonde 6, bout rond.

Rétention : 20 grammes (urines plus claires).

Lavage boriqué.

18 octobre. — Cathétérisme uretère, sonde 6, bout rond.

Rétention : 20 grammes, urines claires.

Lavage boriqué.

La malade ne souffre plus du rein qui est toujours un peu gros, mobile, non douloureux.

Pas de troubles gastriques ; la malade a maintenant un excellent état général et insiste beaucoup sur ce fait « qu'elle va bien mieux qu'avant les lavages et qu'elle peut travailler ».

OBSERVATION VI

(M. le Dr Albarran)

Ozeret, ménagère, 30 ans.

Quatre premiers accouchements, il y a 11 ans, à terme normal.
9 — —
7 — —
5 ans, accouchement provoqué à 8 mois, phlébite gauche, restée 8 mois au lit.

Début. — Il y a 2 ans, phénomènes gastriques, douleurs lombaires gauches continuelles, avec alternatives d'augmentation et de diminution, augmentées par la marche, la fatigue.

Pas de troubles de la miction.

En septembre 1897, devient enceinte, douleurs lombaires gauches, mais douleurs continues avec irradiations vers la cuisse gauche et l'omoplate.

Mictions quelquefois douloureuses (?), mais ni impérieuses, ni fréquentes.

6 septembre. — Urines troubles avec fort dépôt.

Vessie = 0.

Rein droit : extrémité inférieure se sent.

Rein gauche dur, mobile, un peu gros, descendu.

Paroi abdominale flasque.

6 octobre 1898. — Cystoscopie. Orifice urétéral droit, arrondi, assez large, moins surélevé que le gauche.

Orifice urétéral gauche au sommet d'un gros monticule, arrondi, comme œdématié, ce qui rend le cathétérisme difficile à cause de la difficulté qu'on a de bien placer la sonde en face de l'orifice.

En dehors il y a un cul-de-sac rempli de pus venu de l'uretère.

Cathétérisme uretère gauche (sonde 6).

On ne ramène pas de pus par la sonde, mais un lavage boriqué fait sortir un liquide très trouble.

8 octobre. — On ne trouve pas de pus dans la vessie comme la veille.

Les urines, depuis le cathétérisme, ont été bien moins troubles.

Pas de changement dans l'aspect des uretères.

13 octobre. — Lavage boriqué du rein, urines presque claires, pas de rétention.

15 octobre. — Lavage boriqué du rein, urines claires.

17 octobre. — Le lavage du rein ramène un liquide très trouble, la malade se sent un peu fatiguée, la veille son rein a été douloureux.

18 octobre. — Les urines du rein sont très peu troubles.

19 octobre. — Urines du rein plus troubles que le jour précédent.

20 octobre. — La malade ne compare pas d'ailleurs son état à ce qu'il était avant le traitement ; elle insiste surtout sur ce qu'elle peut manger et qu'elle prend de la nourriture avec plaisir, elle n'a pas de fièvre, dort bien et demande à être soignée chaque jour pour guérir plus rapidement.

OBSERVATION VII

(M. le Dr Albarran)

Pyélonéphrite gauche traitée par le cathétérisme des uretères

Amélioration notable

a) Mme Grandvilmain, âgée de 52 ans, entrée le 10 mai 1896, salle Laugier.

Diagnostic, calcul du rein gauche avec pyélonéphrite. Le 21 mai dernier, néphrolithotomie par M. Albarran. On retire un gros caillou et trois calculs plus petits, la poche est infectée. — Guérison.

Sortie le 30 juin. La plaie lombaire est fermée, les urines qui étaient troubles sont redevenues claires.

b) La malade revient à la salle Laugier, le 19 septembre, souffrant du rein gauche.

Urines très troubles, laissant un abondant dépôt manifestement purulent au fond du vase.

Examen : rein gauche un peu gros, bien fixé à la paroi abdominale postérieure, un peu sensible à la pression bimanuelle.

M. Albarran pratique le cathétérisme de l'uretère gauche. — Sonde urétérale à demeure, supportée pendant 7 heures. Du pus excessivement épais, peu abondant, s'écoule par la sonde.

23 septembre. — Je lui fais le cathétérisme de l'uretère et rien ne sort. A force de lavages prolongés avec la seringue à instillations, à la fin le liquide sort louche d'abord, trouble ensuite et finalement purulent.

Lavage prolongé à l'acide borique et au nitrate d'argent.

Elle sort le 25 septembre et revient deux fois par semaine pour être cathétérisée et lavée.

La malade, très pusillanime et très soignée de sa personne continuant à recueillir constamment les urines, affirme que les urines sont de moins en moins troubles. D'ailleurs M. Héresco qui l'a exclusivement cathétérisée avec M. Albarran, ont pu voir que l'urine qui s'écoule par la sonde urétérale n'est plus du pus concret, presque crémeux qui s'écoulait au commencement, mais de l'urine trouble.

OBSERVATION VIII

(M. Desnos, de Paris)

X..., malade âgé de 45 ans, avait eu des accidents d'injection vésicale dus à un rétrécissement de l'urètre, puis il avait vu se développer les symptômes de pyélite sans fièvre au moment où je le vis, car il paraît en avoir présenté au début. Le rein était douloureux, un peu augmenté de volume, la pyurie, presque constante, avait cependant eu des intermittences qui ne déterminaient aucun trouble dans l'état général.

Je pratiquai le cathétérisme avec les précautions d'asepsie les plus minutieuses, la sonde pénétra avec une très grande facilité.

Mais 4 heures après, le malade fut pris d'un frisson violent qui dura 20 minutes environ. La température monta à 40°8. La sonde fut laissée en place, le lendemain la température resta encore élevée, entre 39°9 et 40°2, le malade se plaignait d'une sensibilité du flanc et du rein gauche. Les troisième, quatrième et cinquième jours, la température baissa lentement et ce n'est que le sixième jour qu'elle redevint normale.

La sonde fut laissée en place tout ce temps, amenant l'issue d'une urine trouble, des lavages avaient été pratiqués tous les jours avec une solution de permanganate de potasse à 1/4000.

Elle fut maintenue pendant dix jours, les urines s'éclaircirent peu à peu, le rein cessa d'être douloureux et la sonde fut retirée.

L'amélioration dura pendant 3 mois environ, puis peu à peu l'état redevint à peu près le même qu'avant le traitement.

OBSERVATION IX

(M. Desnos, de Paris)

Chez un malade atteint de pyélite, je fis le cathétérisme de l'uretère assez facilement, quoique la sonde eut buté deux fois dans un parcours et qu'un peu de liquide rose se soit montré avec les premières gouttes de l'urine évacuée.

Je retirai la sonde aussitôt. Trois heures après, frisson violent de 25 minutes avec 41° de température, celle-ci resta élevée pendant 2 jours (39°9, 39°2), pour retomber à 37°5. Dix jours après je renouvelai le cathétérisme sans ramener les mêmes accidents, toutefois, la température s'éleva encore le soir à 38°6. Je répétai cette manœuvre avec lavage du bassinet 4 fois à 8 et 10 jours d'intervalle ; après chaque cathétérisme, la température s'élevait au-dessus de 38. L'amélioration fut assez sensible, mais les urines redevinrent purulentes quelques semaines après la cessation de ce traitement.

OBSERVATION X

(M. Desnos, de Paris)

Mon troisième cas a trait à une femme de 48 ans, qui, après la ménopause fut prise d'accidents de cystite, et, peu de temps après, de douleurs de reins du côté droit et d'accès de fièvre, elle remarqua en même temps que ses urines étaient par moments très troubles, presque lactescentes. Au mois de novembre 1896, je constatai une tumeur rénale assez considérable, douloureuse à la pression.

Je ne revis la malade qu'un an après et ne retrouvai plus, ce jour là, la tumeur rénale, mais une douleur vive existait à la pression sur cette région, les urines continuaient à être chargées de pus, l'état général était mauvais.

Je l'observai pendant trois semaines sans jamais retrouver de tuméfaction rénale, par contre la douleur augmentait et une légère ascension thermique (37°8 à 38°2) se montrait tous les soirs.

Je pratiquai alors le cathétérisme de l'uretère avec la plus grande facilité et j'y laissai à demeure une sonde n° 8.

Dès le soir, six heures après l'introduction, un frisson éclate très violent durant près de 30 minutes, température 40°9, quinze heures après deuxième frisson moins prolongé, mais violent.

Température 40 8. La sonde fonctionne assez bien, néanmoins, elle est restée sans laisser passer d'urine pendant un certain temps qui paraît avoir été de trois à quatre heures, une injection a rétabli l'écoulement et a amené l'évacuation d'un petit caillot sanguin. La journée du lendemain est à peu près satisfaisante, quoique la température reste à 38°9-39°2. La sonde est retirée, la température tombe à 37°9, le soir même.

Les urines ne s'étant pas éclaircies et contenant la même quantité de pus, la sonde est replacée six jours après, l'introduction s'est faite sans difficulté et l'urine ne contenait pas de sang. Trois heures après, frisson intense, quinze heures après, température 40°9, transpiration abondante, langue sèche, état général assez mauvais. La sonde n'a pas cessé d'évacuer de l'urine trouble, mais son débit est très faible, elle est alors retirée, elle ne présente aucune coudure, les orifices en sont restées perméables. Dès le lendemain, la température retombait à 38°6, puis à 37°9 le surlendemain, depuis lors, une fièvre légère s'est montrée tous les soirs comme précédemment.

OBSERVATION XI

(M. Desnos, de Paris)

C'est d'une jeune femme de 28 ans qu'il s'agit dans mon quatrième cas. Après un accouchement à 24 ans, elle eut des accidents d'infection puerpérale, fut sondée à ce moment et présenta des signes de cystite qui, d'ailleurs ne persistèrent pas, la fréquence des mictions disparut sans traitement. Les accidents aigus d'infection utérine diminuèrent également, mais une leucorrée abondante, des douleurs hypogastriques et abdominales s'installèrent et ne la quittèrent plus. Elles étaient cependant intermittentes, compatibles avec une santé relativement bonne.

qui permirent à la malade de continuer à exercer pendant trois ans sa profession de cantatrice. Mais il y a un an, les douleurs abdominales devinrent plus fortes, s'irradièrent à tout le côté gauche, donnant souvent lieu à des étouffements. Il est difficile de savoir ce qui s'est passé à ce moment, la malade s'étant toujours refusée à recevoir les soins médicaux, mais il semble qu'il y eut de la fièvre à ce moment, en tous cas, l'amaigrissement fut rapide, l'appétit devint nul, l'état général de plus en plus mauvais.

Les urines sont troubles depuis longtemps et la fréquence a reparu depuis 6 à 8 mois, en même temps qu'une douleur terminale.

Lorsque je fus appelé auprès d'elle, on m'apprit que la douleur devenait de plus en plus intense, occupant tout le côté droit, qui est tuméfié par intermittences, je trouve ma malade très amaigrie, ayant des vomissements fréquents et ne supportant plus que des liquides, la fièvre au-dessous de 38°. La région rénale gauche est occupée par une tumeur assez volumineuse, peu mobile, douloureuse à la pression, aucune douleur sur le trajet de l'uretère, pression sur la vessie douloureuse par le toucher vaginal, cathétérisme exploration un peu douloureux, il n'y a pas de rétention, les urines sont troubles en masse et abandonnent un dépôt abondant.

La malade étant affaiblie et refusant d'ailleurs toute intervention sanglante, je ne puis songer à pratiquer une néphrotomie et je propose le cathétérisme de l'uretère qui est accepté.

Le 4 décembre 1897, j'introduis une sonde n° 8 qui progresse avec peine et en rencontrant plusieurs arrêts. Néanmoins une urine très purulente et très fétide s'écoule goutte à goutte, le soir même, frisson violent avec 40°3 de température ; dès le lendemain la tumeur rénale avait diminué de moitié et la sensibilité était moindre. Le surlendemain, deuxième frisson suivi d'un troisième le soir même, l'urine un peu moins purulente après quelques lavages, s'écoule assez abondante et avec une grande régularité dans son débit. Mais la température reste toujours très élevée, à 40°9 et ne descendant pas au-dessous de 39°5, la langue se sèche, les frissons se répètent et la malade succombe quatre jours après le cathétérisme.

La sonde n'avait pas cessé de fonctionner.

OBSERVATION XII

(M. le Docteur RAFIN, chirurgien adjoint
de l'hôpital Saint-Joseph de Lyon)

Mme X..., 26 ans, mariée depuis cinq ans. Une seule grossesse suivie d'un accouchement normal en octobre 1899. Pas de cathétérisme à l'occasion de cet accouchement. Huit jours après la délivrance elle eut une phlébite.

En juillet 1900, début des accidents par de vives douleurs après la miction et des mictions très fréquentes qui persistèrent pendant deux ou trois mois. Elle n'a jamais éprouvé de douleurs rénales ; n'a pas eu de coliques néphrétiques n'a jamais émis de graviers ; une seule fois, au début de la maladie, quelques gouttes de sang en urinant.

Depuis lors, elle a subi de nombreux lavages vésicaux pratiqués par divers médecins. 10 juin 1903. L'état actuel est le suivant :

Mictions : la nuit 0, le jour 4 à 5.

Douleurs vives à la miction, localisées au canal, persistant pendant 20 minutes ; plus marquées à la suite de la marche et à la fin de la journée.

Urine modérément trouble, purulente, très peu d'albumine, pas de sucre.

Urètre, non seulement ne présente pas de rétrécissement, mais il est large. Capacité vésicale normale.

Vessie : au cystoscope, ni tumeur ni calcul, un peu de rougeur et état légèrement verruqueux de la muqueuse dans le voisinage du col.

Très léger degré de cystocèle.

Reins. Le droit n'est pas accessible. Le gauche est senti dans les fortes inspirations ; on perçoit son pôle inférieur. Cet examen est facilité par une paroi abdominale très aisément dépressible. La malade déclare n'avoir jamais souffert des reins ; cette réponse est restée identique pour des demandes réitérées avec insistance.

Utérus en antéversion, petit, très mobile.

Annexes 0. Une cicatrice dans le douglas. Etat général passable ; a maigri de 9 kilos depuis sa maladie (53 kilos au lieu de 62 kilos.)

29 juin 1903. La séparation des urines ayant prouvé que le pus vient du rein gauche après lavage soigné de la vessie. L'urine du rein gauche sort par éjaculations ; elle est très louche et de couleur moins ambrée que l'urine du rein droit.

L'urine gauche est recueillie par une sonde placée dans la vessie.

Le contraste entre les deux urines est manifeste.

6 juillet. 2me cathétérisme de l'uretère gauche. Il s'écoule d'abord 55 grammes d'urine très louche, goutte à goutte sans interruption, le bassinet étant ainsi vidé, l'urine sort ensuite par éjaculations.

Lavage du bassinet : 3 à 4 seringues à instillations (4 grammes de contenance) avec une solution de nitrate d'argent à 1 0/0.

Pendant le mois de juillet et la première moitié d'août je fais sept autres lavages du bassinet avec la même solution ; je constate à chaque séance un résidu rénal variant de 30 à 55 grammes. L'état de l'urine reste le même.

12 août. 10me cathétérisme de l'uretère. Résidu 25 grammes louche. Injections de deux à trois grammes de solution de bleu de méthylène à 5 0/0. L'après-midi et la nuit suivante, vives douleurs autour de la taille et malaise général.

24 août. Depuis l'injection de bleu de méthylène l'urine est beaucoup plus trouble. Aujourd'hui l'urine trouvée dans la vessie est trouble et d'odeur ammoniacale.

11me cathétérisme de l'uretère. — A partir de 55 grammes l'écoulement commence à devenir intermittent, mais le liquide est encore plus purulent qu'au début de l'évacuation ; puis il se clarifie peu à peu, l'évacuation étant terminée et le bassinet lavé par l'urine. Je fais un très abondant lavage du bassinet pendant deux heures, je fais passer en alternant de l'eau boriquée bouillie, de la solution nitratée à 5 0/0 et à 1 0/0. L'urine résiduelle est acide malgré sa mauvaise odeur; elle contient du pus et quelques hématies.

28 août. — Douzième cathétérisme; le passage de la sonde dans l'uretère est un peu douloureux. Résidu, même quantité mais très amélioré, presque limpide et sans odeur. Lavage d'abord avec du nitrate à 1 0/0. puis 20 grammes à 5 0/0, puis plusieurs seringues à 1 0/0. On s'arrête là; car il vient un peu de sang.

Le onzième et le douzième cathétérismes ont produit une très grande amélioration de l'urine. Les douleurs au canal ont disparu presque complètement.

L'état général a subi une amélioration parallèle et pendant le mois de septembre la malade a engraissé de plusieurs kilogrammes.

14 octobre. — Treizième cathétérisme. Résidu rénal 75 grammes. L'urine ne laisse à peu près rien à désirer. Abondant lavage nitraté à 1 0/0 puis quatre ou cinq seringues à instillation à 5 0/0; n'en souffre pas.

La malade a été revue depuis à diverses reprises, la guérison se maintient.

Le dernier examen a été fait en janvier 1904, trois mois après le dernier cathétérisme. Il a permis de faire les constatations suivantes : urine limpide.

Par le repos, il se forme un léger dépôt constitué par des cristaux d'acide oxalique et de très rares globules de pus. Pas d'albumine.

Parfois la malade éprouve un peu de cuisson au bout du canal, si elle absorbe des choses irritantes. Mictions : 0 la nuit ; 3 à 4 le jour.

Elle ne souffre nullement des reins comme elle l'a affirmé. Le rein droit n'est pas accessible. Dans les fortes inspirations, on sent le pôle inférieur du rein gauche.

Enfin, pour terminer, voici l'examen bactériologique de l'urine recueillie dans la veine. Aucune forme suspecte. Les cultures aérobies et anaérobies sont restées stériles après quarante-huit heures d'étuve à 35° (MEPIEUX). On peut donc conclure que le bassinet a été stérilisé.

OBSERVATION XIII

(M. le Dr RAFIN)

Homme de 26 ans, sans antécédents urinaires ou autre, entre à l'hôpital Saint-Joseph le 21 avril 1904.

Le 21 février dernier, il a eu la blennhorragie qu'il a traité d'abord par les balsamiques puis par des injections. A la suite, il éprouva des symptômes de cystite avec légères hématuries terminales.

Depuis le 15 mars, il se plaint également de douleurs dans la région rénale droite, douleurs très vives au début, atténuées ensuite.

A son entrée, l'urine est trouble, purulente, 2 mictions la nuit, 3 à 4 le jour. La vessie a une capacité de 300 grammes. Il accuse quelques douleurs dans la région rénale droite.

On perçoit par la palpation l'extrémité du rein droit, et sous la côte la pression est un peu douloureuse.

Le malade est d'abord soumis à l'usage de l'helmitol mais l'état reste le même.

13 mai. — La cystoscopie montre une muqueuse vésicale rouge et œdématiée. Les orifices urétéraux sont normaux. Cathétérisme de l'uretère droit.

Il s'écoule par la sonde huit centimètres cubes d'urine goutte à goutte sans intermittence, après quoi l'urine sort moins vite et par gouttes séparées. Cette urine est louche, pâle, non ambrée Le microscope y reconnaît des globules de pus isolés ou en petits amas, un peu d'albuminurie. Les cultures fournissent du staphylocoque blanc. La séance est terminée par l'injection de trois seringues à instillations de nitrate d'argent à 5 0/0.

16 mai. — L'urine émise par le malade est plus ambrée et moins trouble qu'auparavant.

19 mai. — Deuxième cathétérisme de l'uretère droit. L'urine

est encore louche, injection de 12 grammes de solution de nitrate.

26 mai. — Troisième cathétérisme de l'uretère droit. Même constatation, quant au mode d'excrétion de l'urine, mais celle-ci est limpide et l'on ne parvient à trouver qu'un globule de pus. Un peu d'albuminurie.

11 juillet. — L'urine totale est presque limpide. Pas d'albumine.

Une inoculation faite avant tout traitement avec l'urine de chacun des deux reins est restée négative.

OBSERVATION XIV

(et les suivantes dues à l'obligeance de M. le professeur agrégé ANDRÉ)

Mme L..., 33 ans, ménagère.

Début il y a 3 ans par des symptômes de cystite. Rapidement surviennent des douleurs rénales bilatérales. Les urines étaient fétides. Sous l'influence d'un traitement les mictions sont devenues moins fréquentes, non douloureuses, mais les urines sont restées troubles.

10 octobre 1901. — Mictions moins fréquentes 5 à 8 fois le jour, 1 à 8 fois la nuit, non douloureuses. Urines habituellement troubles. Douleurs rénales continues à droites.

Examen local. Vessie peu sensible.

Au cystoscope la vessie paraît à peu près normale l'orifice urétéral droit est entrouvert, rouge enflammé et couvert d'un exsurat purulent.

16 octobre 1901. Cathétérisme urétéral à droite. Il sort de l'urine trouble. Pas de rétention. Lavage du bassinet au nitrate d'argent à 2/1000.

30 octobre. Lavage à l'acide borique et au nitrate d'argent du bassinet. Ce lavage provoque une vive douleur mais qui est calmée en quelques minutes.

4 novembre. Lavages à l'acide borique et au nitrate d'argent. Les urines sont presque claires. La malade accuse une amélioration sensible.

Du 4 au 8 novembre. On fait tous les jours des lavages. Les lavages sont moins douloureux, l'urine paraît claire.

Du 10 au 30 novembre. On fait des lavages chaque 2 ou 3 jours. Plus de douleurs pendant les lavages. Cependant la malade se plaint encore de temps en temps de douleurs rénales. Les urines sont tantôt claires tantôt encore légèrement troubles. On fait encore des lavages du bassinet les 10, 14, 26 décembre. Bien que les urines soient claires, la malade continue à se plaindre de douleurs rénales. Elle a du reste de la lithiase urinaire pour laquelle on institue un traitement approprié dans les premiers jours de 1902. En outre pendant les mois de décembre 1901 et janvier 1902 la malade ayant eu une récidive de sa cystite on fait des lavages de la vessie.

23 janvier. C'est la dernière fois que la malade vient à la consultation. Les urines sont claires. Les mictions sont moins fréquentes et les douleurs rénales à peu près nulles.

OBSERVATION XV

(M. le Docteur André, de Nancy.)

Pyélonéphrite gauche.

Mme H..., gouvernante, 54 ans. Cystite il y a 10 ans survenue à la suite de cathétérismes, non aseptiques faits après une opération pour kyste hydatique du foie. Cette première cystite a duré environ 1 an, puis a récidivé il y a trois ans. A ce moment sont survenues des douleurs dans le rein gauche. La malade vint à la clinique où on lui fit des lavages de vessie. Comme les douleurs rénales continuaient, on fit le cathétérisme de l'uretère gauche qui ramena de l'urine trouble. On fit alors une série de lavages du bassinet, en moyenne tous les deux jours, pendant deux mois (1902). Puis la malade très améliorée quitta la clinique. Pendant trois ans la malade resta assez bien, ne souffrant pas du rein et ne fit faire aucun traitement. Elle souffrait cependant parfois de la vessie et ses urines faisaient souvent un dépôt nuageux.

Depuis le 2 novembre 1905 la malade est reprise de fréquentes et fortes douleurs vésicales. En même temps les urines deviennent beaucoup plus troubles et font un dépôt abondant.

1er décembre 1905. On reprend les cathétérismes de l'uretère gauche avec les lavages du bassinet au nitrate d'argent. Il n'y a pas de rétention dans le bassinet qui ne peut contenir à peine 2 grammes de liquide. L'urine fort trouble et chargée de grumeaux de pus.

5 mars 1906. — Cathétérisme du rein gauche. Aucune rétention. Le bassinet a une capacité de 5 grammes. Les urines sont presque claires. Lavages au nitrate à 2/1000. La malade prend de l'urotropine depuis le 1er décembre.

7 mars 1906. — Le bassinet contient environ 2 grammes d'urine claire mais contenant en suspension de petits grumeaux blancs.

9 mars 1906. — Les urines sont plus claires et ne font plus qu'un petit dépôt nuageux. On fait une série de lavages du bassinet tous les deux jours au nitrate à 2/1000.

19 mars 1906. — Les urines sont claires à l'émission et ne laissent déposer qu'un très léger nuage par le repos.

A partir de cette date la malade cesse de venir à la clinique.

OBSERVATION XVI

(M. le Docteur André, de Nancy.)

Pyonéphrose gauche. — Néphrotomie

Mme C..., 40 ans. La malade a eu il y a 5 ou 6 ans une poussée de salpingite avec pelvi-péritonite, d'origine probablement gonococcique. Presque depuis la même époque elle souffre du rein gauche et a du pus dans les urines en quantité variable ; à partir d'avril 1903 on pratique à d'assez nombreuses reprises le cathétérisme de l'uretère gauche avec lavage du bassinet.

(Dates des cathétérismes)

1903		1904	
3, 4, 10	avril	5	janvier
19, 23, 26	mai	22	février
3, 10, 30	juin	11, 16	avril
5	août	28, 29	juin
9	septembre	4	juillet

Il sort chaque fois du rein environ 60 à 80 grammes d'urine purulente. La malade prend de l'urotropine.

A différentes reprises une amélioration passagère a eu lieu, mais cela n'a pas duré. La malade a fait sans succès également plusieurs saisons à Martigny. L'état général est assez affecté. Peu d'appétit. Céphalée fréquente, teint jaunâtre. On propose la néphrotomie que la malade finit par accepter après bien des hésitations.

L'opération est pratiquée le 15 juillet 1904.

Le rein, largement fendu sur son bord connexe, est assez dilaté. La paroi est épaisse de 5 à 6 m/m. Il sort de l'urine trouble, très fétide. On draine et on fait tous les jours par le drain des lavages à l'eau oxygénée, et plus tard au nitrate d'argent à 2/1000.

On maintient le drainage jusqu'au 13 août et on fait encore jusqu'au 22 des lavages avec une petite sonde par le trajet du drain. Puis on cesse et quelques jours plus tard la cicatrisation est complète. La malade se retrouve encore bien pendant 2 ou 3 mois puis, peu à peu les mêmes phénomènes qu'avant l'opération se reproduisent.

L'urine reste trouble avec albumine, l'état général s'altère à nouveau. On reprend les cathétérismes de l'uretère et les lavages du bassinet, les 21, 27 février 1905 ; les 8, 14, 21, 27 mars ; les 7, 28 avril ; les 19, 26 mai ; le 29 juin ; les 4, 31 juillet ; le 9 octobre ; le 4 novembre. Il y eut une certaine amélioration. L'urine résiduelle diminua peu à peu. Il n'y avait plus que 25 à 30 grammes à chaque sondage et cette urine était moins trouble. L'état général s'est de nouveau amélioré. La malade trouvant le traitement trop long a fini par le cesser. Toutefois actuellement encore quoique ne faisant plus le traitement elle se trouve bien, paraît-il.

OBSERVATION XVII

(M. le Dr André)

L'affection a débuté par une cystite au commencement de 1902. Cette cystite traitée d'abord à Paris, par des instillations de sublimé, puis à partir de juin 1903 sous ma direction par des instillations d'huile gaiacolée iodoformée d'abord, puis gomenolée ensuite ne fut guérie qu'en septembre 1903. Au début, à Paris, on avait pensé à une cystite tuberculeuse, mais la marche ultérieure de l'affection et le résultat négatif de l'examen bactériologique et des inoculations au cobaye faites à plusieurs reprises ne m'ont pas confirmé ce diagnostic.

En décembre 1903, la malade a pendant une quinzaine de jours de fortes douleurs néphrétiques du côté gauche. A ce moment les urines sont très troubles. Peu à peu les douleurs rénales se calment.

Le 9 janvier 1904. On fait le cathétérisme de l'uretère gauche. Il existe à environ 5 à 6 centimètres de la vessie un rétrécissement de l'uretère qui n'admet le passage que de sondes à bout olivaire et non des sondes à bout rond. Le rétrécissement est senti dans la suite chaque fois qu'on sonde le rein et à plusieurs reprises le cathétérisme a été difficile ou même dû être remis à un autre jour. Le rein gauche contenait 50 à 60 grammes d'urine trouble. On fit des lavages les 9, 12, 18, 20 janvier ; les 1er, 3, 12 mars ; les 6, 11, 22 avril ; les 5, 16, 25 mai.

Dès les premiers lavages une amélioration survient dans l'état des urines qui peu à peu s'éclaircissent notablement sans cependant devenir tout à fait limpides.

En même temps l'état général devenait et restait depuis excellent, et depuis cette époque la malade n'eut plus de douleurs rénales. A partir d'août 1904, on ne fait plus qu'un sondage et lavage par mois, les 24 août, 20 septembre, 18 octobre, 3 décembre. On les continue en 1905, les 9 janvier, 7 février, 23 mars,

26 avril, 23 mai, 27 juillet. Dans le courant de 1905 on remarque qu'à chaque sondage la quantité d'urine résiduelle diminue de telle sorte qu'en juillet elle n'est plus que de 8 à 10 grammes et cette urine est presque claire. Il y eut interruption des sondages du 27 juillet au 3 novembre pendant les vacances. Aussi on constata que le résidu toujours peu important est plus trouble. On reprend les lavages les 3 novembre, 2 décembre, 13 janvier 1906, 12 mars.

Les urines redeviennent très rapidement claires. Le traitement sera poursuivi chaque mois ou chaque deux mois.

En juillet on constate que le rein se vide à peu près complètement. Les urines sont claires.

OBSERVATION XVIII

(M. le Dr André).

Pyélonéphrite bilatérale

Mme D..., 28 ans. Début il y a un an par une cystite qui a duré environ deux mois et a guéri par des lavages de vessie et du salol à l'intérieur. A ce moment la malade était au Tonkin où son mari était fonctionnaire. En même temps la malade fut prise de douleurs rénales bilatérales, mais plus fortes à gauche qu'à droite.

Les douleurs ont persisté jusqu'aujourd'hui.

Les urines faisaient du dépôt qui a été en augmentant jusqu'à devenir très abondant, collant comme du blanc d'œuf. La malade revenue en France, en congé, vint à la clinique fin février 1905. L'examen cystoscopique montre une vessie normale. Les reins ne sont pas gros.

Cathétérisme urétéral. — Rein gauche. — Pas de rétention. — L'urine est trouble et contient des grumeaux purulents.

Rein droit. Pas de rétention. Urine un peu trouble aussi, moins qu'à gauche cependant. On fait tous les jours un lavage du bassinet un jour à droite le lendemain à gauche. Les urines sont assez fortement albumineuses. Les lavages sont faits assez régulièrement pendant tout le mois de mars et les premiers jours d'avril, sauf au moment des règles.

Assez rapidement les urines sont devenues beaucoup plus claires ne faisant plus qu'un léger dépôt et les douleurs rénales ont presque disparu. A la date du 20 mai les urines sont claires. La malade ne souffre plus à part quelques légers lancements dans le côté gauche. Peu après la malade repart pour l'Annam d'où elle écrit à la date du 25 mars 1906 que sa santé est presque parfaite.

Elle ne souffre plus que rarement du rein gauche. Il n'y a ni pus ni albumine dans son urine, mais simplement des phosphates. Elle continue son régime et prend de l'helmitol.

OBSERVATION XIX

(M. le Docteur André)

Pyélonéphrite bilatérale

Sœur F... religieuse à Saint-Charles, 25 ans. La malade est venue dans les premiers jours d'octobre 1905. Depuis quelques mois elle urine souvent et avec douleur. Les urines sont troubles et font un dépôt assez abondant. Albumine 0,84 par litre. Elle souffre des reins, surtout du côté gauche, sous forme de crises parfois violentes, l'empêchant de prendre du repos et nécessitant même des piqûres de morphine.

A droite les douleurs sont moins fréquentes et moins vives. On essaie d'abord l'urotropine, le régime lacté, l'eau de Vittel pendant environ 3 semaines sans aucun résultat.

Les urines restent troubles, font un fort dépôt. Les douleurs rénales persistent.

Dans la deuxième quinzaine d'octobre 1905, on fait le cathétérisme de l'uretère gauche, puis du droit. Pas de rétention ni d'un côté ni de l'autre. Des deux côtés l'urine sort trouble, surtout à gauche, moins à droite.

On commence une série de lavages des bassinets, un jour d'un côté, le lendemain de l'autre.

Les lavages sont répétés assez régulièrement en alternant ainsi de côté pendant le mois de novembre et la première quinzaine de décembre. On ne les suspend que pendant les règles.

Dès les premiers lavages les urines deviennent de moins en moins troubles et peu à peu presque complètement claires, ne faisant après 12 heures de repos qu'un dépôt nuageux très léger. En même temps, les douleurs lombaires diminuent progressivement et finissent par disparaître.

Dans la deuxième quinzaine de décembre on espace les lavages de quelques jours et dans les premiers jours de janvier 1906 la malade repart dans un état très satisfaisant. Les urines sont claires à l'émission et ne laissent qu'un dépôt très minime formé de cellules de l'épithelium vésical, quelques très rares éléments du rein et des uretères, quelques globules blancs peu nombreux. Il n'y a plus que des traces de meléo protéine.

La malade, qui avant le traitement était obligée de passer presque toutes les journées au lit souffrant beaucoup et ne pouvant rester levée plus d'une heure, reste maintenant levée toute la journée et ne souffre plus. L'état général est très bon. Elle mange bien, dort bien, a très bonne mine. En mai 1906 on a des nouvelles de la malade qui continue à bien se porter et fait son service comme par le passé.

OBSERVATION XX

(M. le Dr ANDRÉ)

Pyélonéphrite bilatérale.

Mme M..., 34 ans. La malade est venue à la clinique le 18 mai 1906.

L'affection aurait débuté 8 jours auparavant par des phénomènes de cystite qui persistent encore actuellement. Mais depuis 4 jours la malade souffre des reins, particulièrement du rein gauche.

La douleur est continue. Le rein gauche est très douloureux, la malade est obligée de garder le lit. Du côté droit les douleurs sont moins fortes.

Les urines sont troubles et font un dépôt assez abondant. La malade urine 4 ou 5 fois par jour. Chaque fois la malade éprouve des brûlures. Elle urine deux fois par nuit.

Examen cystoscopique. — La muqueuse vésicale est très rouge surtout au niveau du bas-fond. Elle est dépolie, congestionnée.

En somme vessie atteinte de cystite.

L'urine sortant des orifices des uretères paraît claire à l'œil nu. La malade se plaignant surtout du rein gauche. On cathétérise l'uretère de ce côté. L'urine recueillie pendant environ 10 minutes donne 10 cc. environ. Cette urine contient en suspension de nombreux petits grumeaux purulents. Il n'y a pas de rétention dans le bassinet qui est trouvé vide. Lavage du bassinet au nitrate d'argent à 2/1000.

19 mai. — Cathétérisme du rein droit, pas de rétention dans le bassinet, mais urine chargée de grumeaux purulents.

22 mai. — Amélioration très sensible, urines moins troubles, la malade n'est plus obligée de conserver le lit.

Cathétérisme du rein gauche. Lavage du bassinet au nitrate d'argent à 1 0/0 (3 seringues à instillations).

23 mai. — La malade va de mieux en mieux. Plus de douleurs de reins, néanmoins urines troubles. Cathétérisme du rein droit. Lavage du bassinet (5 à 6 seringues à instillations) au nitrate d'argent à 1 0/0.

On continue le traitement en cathétérisant alternativement chaque rein, les 26, 30 et 31 mai ; les 1er, 2, 5, 7, 14 juin.

Le 21 juin les urines sont tout à fait claires et l'état général excellent.

La malade, à partir de cette date, ne s'est plus représentée à la clinique.

Au mois de septembre dernier, M. le docteur Chevelle, interne à la clinique des voies urinaires rencontra, par hasard, en chemin de fer notre malade. Cette dernière était dans un parfait état de santé.

CHAPITRE VIII

CONSIDÉRATIONS GÉNÉRALES
SUR LE CATHÉTÉRISME DE L'URETÈRE ET LES LAVAGES DU BASSINET

Un premier fait qui nous a frappé à la clinique de M. le Professeur André, c'est la façon dont les malades supportent bien les lavages du bassinet. Nous n'avons jamais eu à relater le moindre accident. Les malades viennent se faire sonder à la clinique et repartent aussitôt après chez elles. L'hospitalisation n'a pas été nécessaire pour la plupart. Il y en a même qui viennent du dehors par chemin de fer et qui rentrent de même chez elles aussitôt le traitement fait. «J'appelle l'attention sur ce fait, dit M. Albarran que dans aucune de mes sept observations nous n'avons eu le moindre accident à signaler; toutes ces malades venaient à la consultation de Necker pour le lavage de leurs reins et retournaient chez elles ». M. Desnos n'est pas tout à fait de notre avis. Je crois, dit-il, malgré les observations publiées, qu'il est imprudent de ne pas faire garder le lit pendant un certain temps aux malades atteints de pyélite auxquels on vient de pratiquer cette opération. Il est certain qu'il serait à souhaiter que toutes les femmes qui viennent à la consultation se faire sonder puissent se reposer pendant la durée du traitement. Mais ce sont en partie des mères de famille qui n'ont ni le loisir ni les moyens de se mettre au lit pendant un mois ou deux et, du reste, nous n'en voyons nullement la nécessité puisqu'elles guérissent parfaitement et sans aucun accident sans rien changer à leurs habitudes.

Un second fait curieux de notre travail, c'est que presque toutes nos observations consernent des femmes. « Il y a à cela, je pense, dit M. le Professeur André, une double raison. La première c'est que réellement les pyélites ascendantes consécutives à une cystite sont plus fréquentes chez la femme que chez l'homme. La deuxième c'est que la facilité plus grande du cathétérisme urétéral invite davantage le chirurgien à recourir chez elle à ce mode de traitement ». C'est d'ailleurs un fait général puisque presque toutes nos observations sont de femmes.

Du reste, nous-mêmes, nous avons eu maintes fois l'occasion de constater que les cystites étaient plus répandues chez la femme. La raison est certainement que chez la femme, la brièveté de l'urètre, le peu de résistance du sphincter vésical, l'ouverture du méat à la vulve où pullulent un grand nombre de microbes rendent fréquente l'infection spontanée. Chez l'homme la longueur du canal, l'effacement de son calibre par l'accolement de ses parois, qui ne s'écartent que pendant la miction, la grande puissance du sphincter urétral opposent une barrière infranchissable à la pénétration des germes extérieurs et retardent leur migration vers la vessie, aussi dans ce sexe l'infection est-elle le plus souvent provoquée par l'introduction d'instruments chargés de produits septiques ou refoulant dans le réservoir urinaire les agents infectieux du canal infecté.

Durée du traitement et nombre de lavages. — On ne peut dire à priori combien il faudra faire de lavages et combien de temps durera le traitement. La durée est subordonnée à l'état général du malade, le sexe, l'âge, le degré plus ou moins avancé de la lésion, l'unilatéralité ou la bilatéralité des douleurs rénales, etc. Mais ce qu'il y a de certain c'est que les malades sont rapidement améliorés et cela dès les premiers lavages. A un tel point que les malades réclament eux-mêmes les lavages, témoin cette femme dont il est question dans notre première observation, qui attendait volontiers longtemps à la consultation externe quand les besoins du service l'exigeaient et demandait elle-même instamment qu'on pratiquât le cathétérisme.

Pendant la durée du traitement, le cathétérisme se fait tous les deux ou trois jours, quelques fois même tous les jours. Étant donnée l'innocuité du traitement et si la malade supporte bien, comme c'est le cas ordinairement, le passage répété de la sonde urétéral, il y aurait sans doute avantage à répéter les séances chaque jour pour abréger la durée du traitement. Dans presque tous les cas que nous relatons dans notre thèse il s'agit de pyélonéphrites unilatérales ; dans les pyélonéphrites bilatérales (obs. XVIII et XIX, on obtient un excellent résultat final en faisant des lavages tous les jours et en alternant chaque fois de côté, de sorte que chaque rein se trouve lavé tous les deux jours. Comme, avant de commencer les lavages et même pendant la durée du traitement, notre maître a l'habitude de recourir au traitement médical, et qu'à notre avis, du reste, on ne doit recourir au cathétérisme des uretères et aux lavages du rein dans les pyélites simples et les pyélonéphrites sans rétention que lorsque le traitement médical a échoué ; nous allons dire quelques mots du salol, de l'urotropine et de l'helmitol.

Thérapeutique médicale des pyélonéphrites. — Le salol introduit dans la thérapeutique des maladies des voies urinaires se redoublerait sous l'influence du suc pancréatique dans l'intestin grêle en acide phénique et acide salicylique qui seraient éliminés par les reins et passeraient dans les urines. Il empêche le développement du streptocoque, ralentit celui du staphylocoque blanc et du proteus. On le prescrit ordinairement en cachets.

Relativement à sa posologie, les plus grandes divergences existent ; tandis que Dreyfous, Bazy Talamon recommandent des doses massives de 4, 6 et même 8 grammes dans les vingt-quatre heures, Robert, Hessel-

BACH, LANE conseillent de ne pas dépasser 1 gr. 50 à 2 grammes sous peine de voir se produire du côté des reins, des altérations analogues à celles provoquées par l'absorption inconsidérée de l'acide phénique. Il faut, dans tous les cas, en suspendre l'usage lorsque la coloration noire des urines indique la phénylurie.

L'urotropine a une action des plus puissantes sur leurs bactéries; VANNIER a montré qu'elle s'oppose à la fructification du plus grand nombre des germes contenus dans l'urine et que seul le colibacille est simplement retardé dans son développement. L'urotropine se prescrit le plus habituellement à la dose de 50 centigrammes, 4 à 8 cachets par jour.

L'helmitol agit comme l'urotropine, mais d'une façon encore plus efficace; car il se décompose dans l'organisme avec formation d'urotropine et aussi d'aldéhyde formique. On le prescrit à l'intérieur en doses de 2 à 4 grammes par jour en solution.

Avec ces agents antiseptiques, l'on peut également conseiller les boissons diurétiques. Les tisanes émollientes et diurétiques, comme l'orge, la graine de lin, le chiendent, la queue de cerise, la pariétaire, la busserole ou uva ursi, les stigmates de maïs, rendent de grands services; il en est de même des eaux minérales naturelles de Vittel, Contrexéville, Evian Capvern, etc., qui ont sur les tisanes précédentes l'avantage d'être mieux supportées par l'estomac. Dans tous les cas, il faut surveiller avec soin l'administration de ces divers agents, afin d'éviter qu'ils fatiguent et irritent le rein en imminence inflammatoire lorsqu'il est infecté. C'est pour cela que l'on doit rejeter l'emploi des diurétiques puissants, soit végétaux comme la scille, la digitale, soit minéraux comme le nitrate de potasse, de soude.

CHAPITRE IX

RÉSULTATS DE NOS OBSERVATIONS

Les résultats obtenus par nos lavages du bassinet au nitrate d'argent sont véritablement des plus encourageants :

Sur nos 7 premières observations (ALBARRAN) ils peuvent être ainsi classés :

Un cas (obs. IV) de pyélite légère, sans aucune rétention rénale, se trouve améliorée après un seul grand lavage du rein ; l'amélioration persistait un mois et demi après, l'urine du rein malade était beaucoup plus claire et la malade se sentait mieux.

Deux pyélites sans rétention, à pus franc, épais (obs. I et III) sont très améliorées après 7 et 11 lavages respectivement.

Deux pyélites avec légère rétention (15 à 30 gr.) d'urine louche, peu purulente dans un rein mobile. Dans l'observation II l'urine devient claire avec deux lavages et la rétention disparaît. Dans l'observation V, dès le premier lavage, l'amélioration est marquée ; au second lavage l'urine est claire, la malade se sent bien.

Une pyélonéphrite calculeuse avec petite rétention purulente après la néphrolithotomie (obs. VII) véritable pyonéphrose à pus concret ; transformée après quelques lavages en uronéphrose très améliorée en cours de traitement.

Une pyélonéphrite avec urine très purulente (obs. VI), sans rétention apparente au début, chez qui on obtient de suite un changemeut considérable dans la qualité des urines. Quelques jours après, pourtant, les urines redeviennent plus troubles, mais avec des variations. Il s'agit peut-être dans ce cas de poches multiples, dont quelques-unes n'ont été vidées qu'après les premiers cathétérismes.

Quant aux quatre observations suivantes de M. Desnos voici ce qu'en pense son auteur. « Si j'ai cru devoir m'attarder à rapporter en détail ces quelques faits malheureux, c'est, je le répète, non pas pour tirer des conclusions d'un si petit nombre de cas, mais pour rechercher et tâcher d'éviter à l'avenir les conditions dans lesquelles ils se sont produits.

Dans les 2 premières observations, des phénomènes d'infection se sont montrés, comme il peut arriver lorsqu'un point quelconque des voies urinaires se trouve lésé au cours d'une injection, et le frisson s'est manifesté comme à la suite d'un cathétérisme urétéral sur des organes infectés. Il faut donc redoubler de précautions et observer soigneusement les malades infectés chez lesquels on pratique le cathétérisme des uretères. Quelle conduite faut-il tenir lorsqu'un frisson se produit ? Faut-il retirer ou laisser la sonde ?

Malheureusement mes 3 premières observations sont contradictoires sur ce point. Dans le premier cas, j'ai laissé la sonde et les frissons ont cessé ; dans le troisième, la fièvre n'est tombée que lorsqu'elle a été retirée, et cela à deux reprises différentes, bien que son fonctionnement ait été régulier. Je ne pense pas qu'on puisse, dans ce cas, accuser la rétention rénale due à l'obstruction de la sonde ; car l'urine n'a pas cesser de couler et le liquide des lavages refluait librement. Enfin, dans le second cas, si le frisson n'a suivi que le premier cathétérisme, chacune des tentations ultérieures a été le signal d'une ascension thermique plus ou moins forte, qui ne se serait peut-être pas montrée si la sonde avait été laissée à demeure ; car il semble bien que ce soit la manière d'introduction qui doive être ici incriminée.

Je crois donc qu'il est impossible de tracer une règle générale dès à présent, mais que dans ces cas ; il faut suivre le malade très attentivement et presque heure par heure ; si un frisson éclate après le placement d'une sonde urétérale à demeure, on ne la retirera pas immédiatement, si elle fonctionne bien, et si la température tend à baisser ; car il est probable que les frissons ne se reproduiront plus, dans les conditions inverses il ne faut pas hésiter à la retirer.

Enfin la quatrième malade, celle qui a succombé, le cathétérisme a, à mon avis, simplement précipité la production d'accidents plus ou moins imminents. Il n'est pas douteux que l'intervention de choix eut été une néphrotomie, opération refusée par la malade et son entourage. Placé entre l'abstention complète en présence de phénomènes très graves et la possibilité d'un succès par le cathétérisme, j'ai cru devoir intervenir : peut-être chez une malade moins gravement infectée aurait-on pu réussir ; car j'ai obtenu l'évacuation, incomplète il est vrai, mais très sensible de la poche purulente qui a diminué de moitié en un jour ».

En ce qui concerne le traitement, au sujet des deux observations (XII et XIII de M. le Dr Rafin), les lavages du bassinet ont été d'une efficacité remarquable. Dans l'observation XII le traitement a été un peu long et il y a de bonnes raisons pour croire que des lavages plus abondants auraient eu plus rapidement raison de l'infection. Mais le fait remarquable de cette observation, c'est que à partir du treizième lavage du bassinet, les urines ont été clarifiées, qu'elles sont restées claires depuis lors et qu'un examen bactériologique pratiqué trois mois après, avec toutes les garanties nécessaires, a montré que l'urine était stérile. Dans l'observation XIII il s'agissait d'une pyélite d'origine blennorragique et de nature staphylococcique. Sans doute ce sont là des affections qui peuvent disparaître spontanément, il semble cependant hors de doute que le traitement a joué un rôle certain dans la guérison.

Nous en arrivons enfin à l'observation XIV qui est la première des observations si intéressantes que nous a communiquées M. le professeur agrégé André. Nous avons suivi ces malades à la clinique où nous avons vu pratiquer par notre maître le cathétérisme des uretères suivi de lavages du bassinet au nitrate d'argent. Nous nous croyons autorisé à reproduire ici un extrait d'un travail que M. André a eu l'amabilité de mettre à notre disposition. « Toutes nos malades ont bénéficié du traitement dans les proportions variables.

Dans 3 cas (obs. XVIII, XIX, XX) la guérison semble avoir été complète. L'urine qui avant le traitement était trouble, (albumineuse obs. XIX, 0 gr. 84 par litre) était à la fin du traitement limpide et ne faisait plus de dépôt ou un dépôt insignifiant. Les douleurs rénales vives au début ont peu à peu presque disparu définitivement. L'état général assez altéré est devenu rapidement bon : les malades ne souffrant plus et mangeant bien. Ces 3 malades avaient d'ailleurs suivi le traitement très régulièrement. Chez la première (observation XVIII) les sondages furent faits pendant environ cinq semaines tous les jours, tantôt d'un côté tantôt de l'autre (pyélite double) en les suspendant seulement pendant la période des règles. Chez la deuxième malade (obs. XIX pyélite double également) les lavages furent faits de même d'abord tous les jours en alternant de côté, pendant 2 mois puis on fit encore pour terminer quelques lavages plus espacés. Enfin chez la troisième malade (obs. XX pyélonéphrite bilatérale) on fait également en alternant de côté des lavages tous les jours en espaçant les derniers lavages. Le traitement dura trois mois.

Dans 2 cas (obs. XV et XVII) nous avons obtenu une très grande amélioration équivalant presque à la guérison. Dans l'observation XV il y eut même après une série de lavages effectués en 1902 pendant environ 2 mois, en moyenne chaque deux jours une guérison apparente qui dura 3 ans. Puis la malade ayant pendant ce temps complètement cessé de venir se montrer et négligé tout traitement eut, en novembre 1905, une rechute. On refit, de décembre 1905 à mars 1906, 9 ou 10 lavages, irrégulièrement espacés d'ailleurs qui firent de nouveau cesser les symptômes. Cette malade d'ailleurs n'avait pas suivi très régulièrement le traitement, cessant de venir dès qu'elle se trouvait mieux. L'observation XVII est plus intéressante, il s'agit d'un cas de pyélite avec distension du bassinet. En janvier 1904 celui-ci contenait 50 à 60 grammes d'urine très trouble. Assez rapidement sous l'influence de lavages d'ailleurs espacés, 3 à 4 par mois, les urines devinrent plus claires; la malade cessa définitivement de souffrir du rein et reprit un état général excellent. A partir d'août 1904 on ne fait plus qu'un lavage par mois et, en 1905 on constata que la quantité d'urine retirée à chaque sondage diminuait de telle sorte qu'en juillet 1905 le rendu n'est plus que de 8 à 10 grammes au lieu de 50 à 60 et cette petite quantité d'urine est presque complètement claire. Cette observation est surtout intéressante parce qu'elle montre que le cathétérisme urétéral répété pendant un temps suffisant peut faire diminuer et même disparaître de petites rétentions rénales infectées. Ces cas sont de ceux pour lesquels il n'y aurait pas lieu de faire une néphrotomie. Nous reviendrons tout à l'heure sur cette question. Faisons remarquer en passant que la malade avait un rétrécissement de l'uretère qui sans doute était lui-même la cause de la rétention rénale. Le passage périodique de la sonde urétérale, en dilatant le rétrécissement en même temps qu'elle vidait le bassinet, a dû contribuer à faciliter l'évacuation spontanée de ce dernier. Il y a là une double raison pour expliquer que la rétention rénale ait été en diminuant. Peut-être n'en serait-il pas de même si la rétention était due à une coudure de l'uretère.

Dans l'observation XIV il y eut encore une amélioration notable en ce sens que sous l'influence de lavages faits pendant environ six semaines chaque 2 ou 3 jours en moyenne les urines qui étaient troubles sont redevenues peu à peu claires et la malade qui souffrait de fortes douleurs rénales continuelles s'est trouvée notablement soulagée. Cependant les douleurs n'ont pas disparu complètement comme dans les cas précédents sous l'influence du traitement. Peut-être faut-il invoquer pour expliquer la persistance de douleurs rénales chez cette malade, ce fait qu'elle était atteinte de lithiase. Les urines contenaient du sable en même temps que du pus et on dut dans la suite un traitement approprié pour cette affection.

L'observation XVI est également intéressante en ce sens que si elle constitue un échec relatif pour la méthode des lavages du bassinet, elle en fut un plus net encore pour la néphrotomie. Dans ce cas, il s'agissait d'une rétention rénale infectée d'environ 60 à 80 gr... On fit de nombreux lavages du bassinet. A différentes reprises il y eut une amélioration passagère mais elle ne dura pas, aussi en juillet 1904, on renonce à continuer les lavages et on pratique la néphrotomie lombaire. On vide la poche infectée et on la draine pendant un peu plus d'un mois, en faisant chaque jour des lavages au nitrate d'argent par le drain lombaire. Pendant tout le temps que dura ce drainage et pendant environ trois mois après qu'il fut supprimé la malade fut améliorée surtout au point de vue général, bien que ses urines ne furent jamais redevenues claires. Puis peu à peu les mêmes troubles locaux et généraux recommencèrent comme avant l'opération qui, en somme, n'a pas changé grand chose à l'état de la malade. Aussi en février 1902 on reprend encore les cathétérismes et les lavages du bassinet et on les continue ainsi jusqu'à fin octobre avec une légère amélioration ; car la rétention diminue de 50 à 25 gr. environ. L'urine est moins trouble et l'état général s'améliore. A cet époque la malade d'ailleurs très nerveuse et trouvant que la guérison se fait attendre, cesse le traitement.

En somme. dans ce cas, si les lavages du bassinet ont en grande partie échoué, la néphrotomie s'est montrée plus insuffisante encore ; car trois mois après la récidive était complète et au contraire la reprise des cathétérismes a de nouveau amené une légère amélioration. Il eut fallu pour guérir cette malade faire la néphrectomie, mais si nous ne l'avons pas proposée c'est que le rein congénère n'était pas sain. Il donnait une quantité très notable d'albumine et un dépôt abondant contenant beaucoup de globules de pus.

CHAPITRE X

INDICATIONS ET CONTRINDICATIONS DES LAVAGES DU BASSINET AU NITRATE D'ARGENT

Comme nous le disons dans notre premier chapitre, la méthode des lavages du bassinet paraît surtout indiquée dans les pyélites simples, les urétéropyélites et les pyélonéphrites sans grosse rétention, dues à une infection banale, d'origine ascendante, gonococcique, colibacillaire ou autre consécutive à une cystite. C'est dans ces cas qu'elle donne d'excellents résultats ainsi que le prouvent nos observations.

Devons-nous cependant, sans aucune distinction, traiter de la même façon tous les cas de pyélonéphrites. Il y a lieu, croyons-nous, de faire un choix.

D'abord il y beaucoup de cas de pyélites, au début, où l'urine est très peu trouble. Les reins ne sont douloureux ni à la pression, ni spontanément. Il est évident qu'il serait abusif de cathétériser ces malades, qui peuvent guérir par un traitement approprié. Dans ce cas, les antiseptiques urinaires, au premier rang desquels il faut citer l'urotropine (2 à 3 gr.) et l'usage des eaux minérales suffiront pour arrêter l'infection. Si par hasard il restait encore un peu de cystite on ferait quelques lavages vésicaux à l'hermophényl à 2/1000 suivis d'un lavage au nitrate d'argent à 1/1000 et ainsi la désinfection de la vessie contribuerait au retour à l'état normal du rein. Donc, dans ces cas, les lavages du bassinet seraient inutiles.

Nous croyons qu'il faut garder le cathétérisme pour les cas où le traitement médical a échoué et où les lésions ne sont pas assez graves pour nécessiter une néphrotomie.

Mais voici des cas plus sérieux. Les urines sont franchement purulentes avec albumine, la malade a des crises rénales très douloureuses ou bien ce sont des souffrances continuelles. Pour cette forme, on ne doit pas hésiter, les lavages du bassinet au nitrate d'argent constituent le traitement de choix et il ne faut pas perdre un temps précieux à appliquer un traitement médical qui risquerait d'être inefficace, mais commencer aussitôt les lavages pour empêcher l'infection de s'étendre (qu'il s'agisse de pyélonéphrite uni ou bilatérale). Il y a lieu cependant de mettre à part les cas où la pyélonéphrite s'accompagne de fièvre (obs. XI de M. Desnos). Sans doute une élévation de quelques dixièmes de degré n'est pas une contrindication à l'emploi des lavages par la sonde urétérale. Mais en présence d'une malade qui aurait de grands accès fébriles nous serions d'avis de s'abstenir temporairement du cathétérisme urétéral et d'employer les moyens médicaux (repos au lit, régime lacté, application de glace) jusqu'à ce que la période aiguë fébrile soit passée et que la température soit redevenue normale. A ce moment on pourra avec avantage alors recourir aux lavages du bassinet. On se tiendrait prêt d'ailleurs, si la fièvre ne tombait pas si le rein restait gros, les urines très purulentes et si l'état général le rendait nécessaire, à pratiquer la néphrotomie. C'est là une question de sens clinique que seule l'observation suivie du malade permet de résoudre. Il est à supposer que sans le cas publié (obs. XI de M. Desnos) où les lavages du bassinet ont donné de mauvais résultats, il faut incriminer un choix défectueux et une observation insuffisante des contrindications.

Du reste pour ce cas M. Desnos n'a fait des lavages du bassinet qu'à la suite du refus formel par la malade de se laisser néphrotomiser et c'est, dit-il : « dans un milieu infecté que j'ai opéré. Aussi n'y a-t-il pas lieu de s'étonner si chez elle la réponse de l'organisme, après l'introduction de la sonde dans l'uretère, ait été un accès de fièvre avec frissons et une température élevée. Pour le dire de suite, la caractéristique de ces frissons a été leur violence et leur durée qui rappelait les plus intenses qu'on puisse observer chez les urinaires. »

Dans un deuxième groupe de faits de pyélonéphrites avec rétention rénale nous devons distinguer deux cas. Le premier concerne de petites rétentions infectées allant de 30 à 60, 80 grammes. Nous pensons que dans ces cas surtout, s'il n'y a pas de fièvre, on a tout avantage à essayer d'abord les lavages du bassinet. « Ils permettent d'espérer qu'en s'attaquant dès le début, aux accidents de certaines pyélonéphrites, avec ou sans petite rétention rénale, on pourra éviter la formation des graves lésions que nous avons souvent à traiter » (ALBARRAN).

« Ils peuvent amener la disparition à peu près complète de la rétention comme le prouvent notre observation XVII et une observation d'ALBARRAN. » (M. le professeur agrégé ANDRÉ).

« On peut aussi obtenir par les cathétérismes et les lavages une guérison ou une amélioration si grande qu'elle équivaut à la guérison. Il serait toujours temps de recourir à la néphrotomie si les lavages échouent et encore notre observation XVI montre que là où les lavages ont échoué parfois la néphrotomie peut échouer aussi. Le dernier mot sera alors à la néphrectomie si toutefois le rein congénère est indemne.

Par contre, dans les grandes rétentions rénales infectées, dans les pyonéphroses bien qu'on ait publié quelques cas de succès dus au cathétérisme urétéral, nous sommes d'avis qu'ici la sonde doit céder le pas au bistouri. Très souvent, en effet, ces poches sont formées de loges multiples qu'il serait impossible de vider avec la sonde urétérale. On a même souvent bien de la peine à les vider par la néphrotomie. Le pus est souvent très épais et ne s'évacuerait pas par le petit canal des sondes urétérales. Enfin les malades sont souvent fébriles ce qui est encore une contrindication au cathétérisme et d'autre part, il n'est pas rare d'y rencontrer des calculs qu'il faut enlever. Ce sont donc autant de raisons qui obligent à laisser de côté la sonde pour recourir à l'intervention sanglante ». (M. le professeur agrégé André)

En cas de tuberculose rénale il ne saurait être question de lavages du bassinet. Il est reconnu depuis longtemps par tous, avec juste raison qu'il n'y a qu'un traitement efficace, la néphrectomie, à condition bien entendu que l'autre rein soit indemne.

Quoi qu'il en soit, et nous ne pouvons du reste mieux terminer ce modeste travail sans redire ce qu'a si bien dit notre maître, M. le Professeur agrégé André : « Nous sommes convaincu que bon nombre de pyélonéphrites sont justiciables du cathétérisme urétéral et des lavages du bassinet dont on obtiendra d'excellents résultats. Cette méthode un peu délicate sans doute, mais inoffensive est très efficace et mérite réellement d'être employée plus souvent qu'elle ne semble l'avoir été jusqu'ici ».

CONCLUSIONS

I. — Le traitement des pyélites simples et des pyélonéphrites par les lavages répétés du bassinet au nitrate d'argent est véritablement le traitement de choix de ces affections. Toutefois il n'est pas encore entré dans la pratique courante et semble n'avoir été employé jusqu'ici que par un petit nombre de chirurgiens.

II. — Les succès obtenus si rapidement tous les jours chez des femmes, devrait inviter ceux qui pratiquent le cathétérisme urétéral suivi des lavages du bassinet, à recourir un peu plus souvent chez l'homme, malgré les difficultés qu'ils rencontrent à ce mode de traitement.

III. — L'hospitalisation n'est nullement nécessaire dans la plupart des cas. Les malades supportent très bien les lavages du bassinet. Ils viennent du dehors et même d'assez loin en chemin de fer se faire faire leur lavage et retournent vaquer à leurs occupations habituelles sans rien changer à leur façon de vivre. Nous-mêmes n'avons jamais eu aucun accident à enregistrer pendant que notre maître pratiquait à la clinique les lavages du bassinet.

IV. — Avant de pratiquer le cathétérisme des uretères dans les cas de pyélites simples ou de pyélonéphrites avec petite rétention et sans fièvre, il faut toujours commencer par prescrire au malade le traitement médical; car dans de nombreux cas l'affection peut guérir médicalement. C'est surtout le cas de ces pyélonéphrites sans grosse rétention dues à une affection banale d'origine ascendante, gonococcique, colibacillaire ou autre consécutive à une cystite.

V. — En présence d'un malade qui aurait de grands accès fébriles à la suite de cathétérismes, nous sommes d'avis qu'il faut ajourner les lavages du bassinet et parfois proposer l'intervention chirurgicale sanglante à moins que les malades opposent un refus formel lorsque le chirurgien leur propose la néphrotomie ou la néphrectomie.

VI. — La recherche du bacille de Koch dans l'urine purulente recueillie par la sonde urétérale sera également d'une grande utilité pour le chirurgien la tuberculose rénale contrindiquant d'une façon formelle le traitement par les lavages du bassinet.

VI. — La présence de calculs dans le bassinet est également une contrindication aux lavages du bassinet La néphrotomie en pareil cas s'impose.

VII. — Dans les cas de pyonéphroses avec grande rétention et fièvre les lavages du bassinet sont également contrindiqués: il faut pratiquer de suite la néphrotomie ou la néphrectomie.

Vu :
Nancy, le 30 Octobre 1906,
LE PRÉSIDENT DE LA THÈSE,
WEISS.

Vu :
Nancy, le 30 Octobre 1906,
LE DOYEN,
GROSS.

Vu et permis d'Imprimer :
Nancy, le 31 Octobre 1906,
LE RECTEUR DE L'ACADÉMIE,
CH. ADAM,
Correspondant de l'Institut.

INDEX BIBLIOGRAPHIQUE

ALBARRAN. — Compte rendu de la 3e session de l'Association française d'urologie de Paris, 1898, p. 420

ANDRÉ. — Traitement des pyélites par les lavages du bassinet. Province médicale, 21 juillet 1906, p. 349.

BOZEMANN. — Amer, Journal of med. sciences, 1888, t' 1, p. 255.

CASPER. — Deutsche med, Woch., 1895, nº 7. Wiener med. Presse 1895, nº 38.

DESNOS. — Compte rendu de la 3e session de l'Association française d'urologie de Paris, 1898, p. 431.

FORGUE. — Précis de pathologie externe, p. 634 et 640.

KELLY. — Amer. Journal of obst, 1888 et juin 1892, 30 novembre 1895.

POUSSON. — Précis des maladies des voies urinaires, p. 20, 21, 59, 61, 62, 63, 64, 65, 66, 67, 69, 730.

RAFIN. — Revue clinique annales des maladies des organes génito urinaires, p. 610.

— Compte-rendu de l'Association française d'urologie, p. 775.

RECLUS-DUPLAY. — Traité de Chirurgie, t' III, page 430.

TABLE DES MATIÈRES

www.ingramcontent.com/pod-product-compliance
Ingram Content Group UK Ltd.
Pitfield, Milton Keynes, MK11 3LW, UK
UKHW020351180726
13839UKWH00003B/1029